Hèla Ben Jmaà
Abir Bouassida
Tarak Ben Jmaà

Quistos hidáticos cardio-pericárdicos

Hèla Ben Jmaà
Abir Bouassida
Tarak Ben Jmaà

Quistos hidáticos cardio-pericárdicos

Quistos hidáticos cardíacos

ScienciaScripts

Imprint

Any brand names and product names mentioned in this book are subject to trademark, brand or patent protection and are trademarks or registered trademarks of their respective holders. The use of brand names, product names, common names, trade names, product descriptions etc. even without a particular marking in this work is in no way to be construed to mean that such names may be regarded as unrestricted in respect of trademark and brand protection legislation and could thus be used by anyone.

Cover image: www.ingimage.com

This book is a translation from the original published under ISBN 978-620-6-71652-5.

Publisher:
Sciencia Scripts
is a trademark of
Dodo Books Indian Ocean Ltd. and OmniScriptum S.R.L publishing group

120 High Road, East Finchley, London, N2 9ED, United Kingdom
Str. Armeneasca 28/1, office 1, Chisinau MD-2012, Republic of Moldova, Europe
Printed at: see last page
ISBN: 978-620-7-86238-2

Índice

I- Introdução :

A doença hidática ou hidatidose é uma infeção parasitária cosmopolita causada pelo desenvolvimento no ser humano da forma larvar de uma taenia canina: *Echinococcus granulosus* (1).

O homem é um hospedeiro acidental, tomando o lugar do herbívoro.

A distribuição geográfica desta doença está diretamente ligada ao contacto homem-cão-ovelha.

É endémica em certas regiões do mundo, como a bacia do Mediterrâneo. Constitui um verdadeiro problema de saúde pública na Tunísia. (2) (3).

Pode afetar todos os órgãos. O fígado é o local mais comum, seguido dos pulmões.

A hidatidose cardio-pericárdica é muito mais rara, representando 0,5 a 2% de todas as localizações viscerais. (4).

A hidatidose pode desenvolver-se em qualquer túnica do coração.

Os quistos hidáticos do coração são uma doença grave, com complicações locais e gerais que podem pôr a vida em risco.

A apresentação clínica, o tratamento e o prognóstico da hidatidose cardíaca dependem principalmente da túnica afetada e da velocidade de desenvolvimento da coleção parasitária.

II- Revisão Parasitológica :

1. O agente patogénico (5) :

A taenia Echinococcus Granulosus é um cestode da família dos platelmintos. Apresenta três formas evolutivas:

- A forma adulta: vive presa entre as vilosidades do intestino delgado do hospedeiro definitivo.

- A forma ovular ou de ovo: é a forma exteriorizada do parasita, que sobrevive no meio externo e contamina o hospedeiro intermediário e o homem.

- A larva hidática: trata-se de uma vesícula mais ou menos esférica, cheia de líquido, que se desenvolve no órgão infestado do hospedeiro intermediário ou do homem.

2. O ciclo do parasita (5) (6) :

O ciclo do parasita é principalmente doméstico, envolvendo dois hospedeiros:

- Um hospedeiro definitivo representado essencialmente pelo cão.

- Um hospedeiro intermediário, representado por ovinos, bovinos, caprinos e suínos.

Os ovos embrionados, eliminados no ambiente com as fezes do cão, são ingeridos pelo hospedeiro intermediário.

No intestino delgado deste último, sob a ação do suco digestivo, o embrião fixa-se à parede intestinal, que atravessa para entrar no sistema porta. É então transportado pela corrente portal até ao fígado, onde pode passar pelas veias supra-hepáticas e chegar aos pulmões.

Mais raramente, a doença pode propagar-se a qualquer víscera do corpo através da circulação geral, como o coração, o baço, os ossos, etc.

As larvas de *Echinococcus granulosus* entram nas câmaras cardíacas esquerdas depois de escaparem ao filtro hepático, atingindo a aurícula direita e depois o coração esquerdo através da circulação pulmonar, ou mesmo de um foramen oval permeável. (7).

A partir do ventrículo esquerdo, as larvas são expelidas para a grande circulação e, através das artérias coronárias, o parasita invade o miocárdio (8).

Uma vez dentro das vísceras, o embrião transforma-se numa larva hidática (Figura 1).

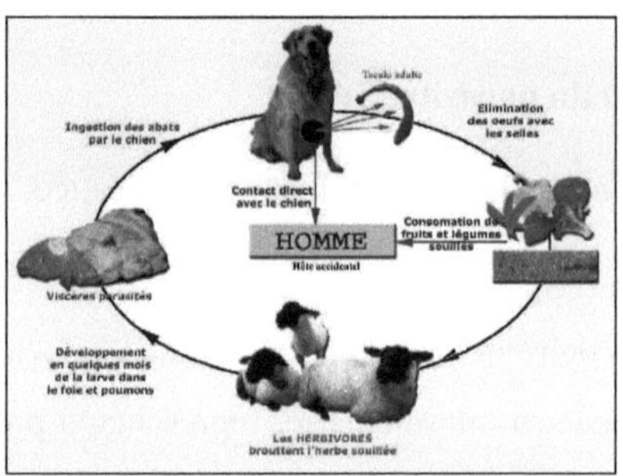

Figura 1: Ciclo parasitário do Echinococcus granulosus (9).

3. Métodos de contaminação (6):

O hospedeiro definitivo é infetado ao devorar as vísceras infestadas do hospedeiro intermediário.

O hospedeiro intermediário é infetado pela ingestão de pasto contaminado com ovos. O homem é um hospedeiro acidental que toma o lugar da ovelha. A contaminação ocorre através do trato digestivo, de duas formas:

- Contaminação direta através do contacto próximo com cães parasitados.

- Contaminação indireta através da ingestão de alimentos contaminados.

Ao serem infectados, os seres humanos constituem um beco sem saída parasitário no ciclo do quisto hidático.

III- Antecedentes (10) (11) (12):

-Embora a doença hidática seja conhecida desde o tempo de Hipócrates, a primeira descrição de hidatidose cardíaca foi feita em 1846 por Griesinger (10).

-Marten e De Crespign fizeram as primeiras tentativas de tratamento cirúrgico em 1921 (11).

-Long realizou com sucesso a primeira ressecção cirúrgica sem circulação extracorporal em 1932 (12).

-Em 1961, a circulação extracorporal foi utilizada pela primeira vez na cirurgia da hidatidose cardíaca.

IV- Epidemiologia:

1. Frequência geral :

A hidatidose é um parasita cosmopolita que ocorre em todo o mundo (13) (14). Devido ao seu modo de transmissão, é endémica principalmente nos países de criação de ovinos (15) (16).

Encontra-se principalmente no Norte de África, nos países do Magrebe e na África Oriental, onde a prevalência é a mais elevada do mundo (5) (17).

Na Tunísia, a hidatidose é endémica e constitui um verdadeiro problema de saúde pública (2). As regiões noroeste e centro-oeste do país são as mais afectadas (18).

O fígado é de longe o local mais comum, seguido dos pulmões. Os outros locais são muito mais raros.

Estima-se que a localização cardíaca corresponda a 0,5 a 2% de todas as localizações de hidátides (19) (13) (1).

A sua raridade explica-se, em parte, pela necessidade de atravessar as barreiras hepáticas e pulmonares e, em parte, pelas contracções cardíacas, que constituem uma resistência natural à viabilidade dos quistos (13).

O envolvimento cardíaco é isolado em 50% dos casos e não está associado a outros locais do fígado, dos pulmões ou outros. Está associado a outros locais em 50% dos casos (7).

A frequência das localizações mais frequentes de hidatidose é apresentada no Quadro I :

Quadro I: Frequência dos diferentes locais de hidatidose (9).

Localização do quisto	Frequência de localização (%)

Fígado	70 à 75
Pulmão	25
Pleura e peritoneu	4 à 7
Rim	2 à 5
Taxa	2 à 5
Cérebro	1 à 5
Ossos	1 à 3
Coração	*0.5 à 2*

2. Frequência consoante a localização :

2. 1 A aurícula direita :

A aurícula direita é afetada em 3 a 4% dos casos (7) .

2. 2. O septo atrial:

O septo atrial é afetado em 2% dos casos (20). O primeiro caso descrito na literatura data de 1964 (21). Desde então, vários outros casos foram relatados (22) (23).

2. 3 O ventrículo direito :

O ventrículo direito é afetado em 10 a 15% dos casos (7) (24).

O cisto pode ser intra-cavitário ou intra-parietal. Os cistos parietais são subendocárdicos em 2/3 dos cistos de ventrículo direito, devido à finura da parede muscular e ao baixo regime de pressão nas cavidades direitas, o que explica a possibilidade de rutura intracavitária em 88% dos casos. (7).

O quisto pode estar nivelado tanto com o endocárdio como com o epicárdio, uma vez que a espessura da parede do ventrículo direito é menor do que a espessura da parede do ventrículo esquerdo.

2. 4 A aurícula esquerda :

A aurícula esquerda está geralmente envolvida em 5 a 8% dos casos (25).

2. 5 O septo interventricular :

A localização da hidátide no septo interventricular é encontrada em 5 a 9% dos casos de hidatidose cardíaca (26) (27).

2. 6 O ventrículo esquerdo :

O local mais frequente da equinococose cardíaca é o ventrículo esquerdo, devido à sua maior vascularização e espessura (28) (1). Representa 60% de todas as localizações cardíacas. A região do ápice é a mais afetada (29).

O quisto pode ser intra-cavitário ou localizado na espessura da parede ventricular.

Na espessura do miocárdio, pode ser :

- Subepicárdico: em 75% dos cistos de ventrículo esquerdo, explicando a possibilidade de rutura intrapericárdica. (30).

- Sub-endocárdico: muito menos frequente do que os quistos subepicárdicos. Esta localização implica um risco de rutura no ventrículo esquerdo em 37% dos casos (30).

2. 7 O pericárdio :

O pericárdio é afetado em 8% dos casos (26).

A localização pericárdica isolada sem envolvimento cardíaco associado é extremamente rara. (4) (8).

Elkarimia S et al (4) descreveram um caso de quisto hidático pericárdico revelado por tamponamento sem localização cardíaca associada num doente de 60 anos.

A frequência das diferentes localizações cardíacas dos quistos hidáticos é apresentada no Quadro II :

Tabela II: Frequência das diferentes localizações cardíacas dos quistos hidáticos (27).

Localização	Frequência (%)
Ventrículo esquerdo	60
Ventrículo direito	10 à 15
Aurícula esquerda	5 à 8
Aurícula direita	3 à 4
Septo interventricular	5 à 9
Septo inter-auricular	2
Pericárdio	8

2. 8 Localização das válvulas :

O envolvimento valvular é excecional.

Sensoz Y et al (31) descreveram um caso de quisto hidático do ventrículo direito com invasão do folheto posterior da válvula tricúspide, cuja ressecção cirúrgica exigiu a ressecção da válvula tricúspide e a sua substituição por uma bioprótese.

Aksakal E et al (32) relataram o primeiro caso de um cisto hidático invadindo o folheto posterior da válvula mitral e medindo 2 cm de diâmetro, em uma mulher de 60 anos. O quisto foi complicado por estenose mitral com insuficiência cardíaca congestiva.

2. 9 Localizações cardíacas múltiplas :

A presença simultânea de vários quistos hidáticos no coração não é invulgar. Thameur H et al (33) numa série de 45 casos, relataram múltiplas localizações de hidátides cardíacas em 12 casos (27%).

2. 10. Associação com outras lesões hidáticas extra-cardíacas :

A equinococose multivisceral com envolvimento cardíaco não é excecional (34). Pode atingir 40% em algumas séries (35) (36).

3. Terreno :

3. 1 Idade :

Na maioria das séries, a idade média dos doentes situa-se entre os 30 e os 40 anos (37). Esta doença é rara na população pediátrica (38).

3. 2 Género :

Algumas publicações mostram uma predominância do sexo masculino (39)

.

V- Fisiopatologia da hidatidose cardíaca (40):

Uma vez digerido, o embrião de hexacanto perfura a parede intestinal com os seus 6 ganchos e entra na circulação portal ou linfática.

Na maioria dos casos, o embrião fica parado no fígado, caso contrário passa através ou à volta do fígado e pode ficar bloqueado no filtro pulmonar.

Depois de atravessar o fígado, o embrião chega às câmaras cardíacas direitas através das veias supra-hepáticas e da veia cava inferior, podendo depois penetrar no músculo cardíaco direito ou chegar ao coração esquerdo através da circulação pulmonar ou do forame oval patente.

Depois de passar pelo filtro pulmonar, o parasita é encaminhado para a aurícula esquerda e para o ventrículo esquerdo através das veias pulmonares, podendo depois entrar na rede coronária.

O parasita também pode passar pelo ducto torácico, desviando o filtro hepático. O ducto torácico esvazia-se na veia cava superior, permitindo que o parasita chegue às câmaras cardíacas direitas.

VI- Estudo clínico :

1. Circunstâncias da descoberta :

O quisto hidático cardíaco caracteriza-se por uma evolução pouco ruidosa e uma longa latência clínica devido ao seu crescimento lento.

Não há um quadro clínico caraterístico, e os sintomas variam de acordo com o tamanho do cisto, seu estágio de desenvolvimento, sua localização em relação aos orifícios valvares e ao tecido de condução, e sua localização no coração direito ou esquerdo. (28).

O quisto hidático pode ser compressivo, sugerindo uma obstrução valvular, ou isquémico.

Os sinais funcionais não são específicos dos quistos hidáticos do coração. Variam muito consoante a localização do coração, o tamanho e o número de quistos, e indicam frequentemente uma complicação.

- Dispneia: A sua intensidade varia de uma dispneia moderada a uma dificuldade respiratória aguda. É observada principalmente em casos de tamponamento que complicam a rutura de um quisto hidático pericárdico. (19)ou embolia pulmonar hidática (41) (42).

- Dor no peito: trata-se frequentemente de uma precordialgia, que parece refletir uma irritação do pericárdio, um estado congestivo do coração ou uma isquémia da zona pericística.

A dor anginosa pode também estar presente, reflectindo a isquémia do miocárdio devido à compressão das artérias coronárias (41) (43).

A dor pode também estar relacionada com pericardite (44).

- Palpitações: reflectem a ocorrência de perturbações do ritmo cardíaco resultantes da compressão pelo quisto do tecido de condução e do

miocárdio circundante. (45) (46). Estão presentes em aproximadamente 22%
dos casos (47).

- Síncope : A síncope pode ser inaugural, apontando para danos nas
vias de condução em relação a uma localização do septo interventricular (48)
ou uma perturbação grave do ritmo ventricular.

A obstrução das vias de ejeção do VD pode levar à síncope.

- Tosse: É um sinal frequente de embolia pulmonar hidatiforme
secundária à rutura de um quisto hidático do coração direito na artéria
pulmonar. (28) (42) (49). Trata-se de uma tosse persistente, geralmente seca.

- Hemoptise: Este é o sinal mais importante de embolia pulmonar
hidática (50) (49) (42).

- Manifestações alérgicas: Estão relacionadas com a
hipersensibilidade aos antigénios da hidátide, que ocorre após a rutura do
quisto. A sua gravidade varia desde uma simples urticária até um choque
anafilático fatal. (51).

- Sinais associados à embolia hidática sistémica: A embolia sistémica
pode ser indicativa da localização da doença hidática no coração.

- Sinais gerais: A febre é um sinal não específico que pode ser
secundário à infeção do conteúdo do quisto. Também pode estar associada a
reacções anafilácticas (52).

- Achado incidental: Os quistos hidáticos do coração caracterizam-se
pela sua longa latência clínica, que pode persistir durante vários anos. Esta
latência é mais frequente nos casos de localização no ventrículo esquerdo,
uma vez que os quistos crescem no músculo espesso (53).

O diagnóstico é feito por acaso, durante um exame paraclínico sistemático
ou durante a avaliação da extensão da hidatidose pulmonar ou hepática.

2. Exame físico :

O exame físico tem pouco valor no diagnóstico da hidatidose cardíaca.

Os sinais físicos são raros e não são específicos.

Estes podem incluir :

- Um abafamento dos sons cardíacos.

- A descoberta de um sopro sistólico ou diastólico à auscultação devido a lesão valvular (44).

- O exame físico tem pouco valor no diagnóstico da hidatidose cardíaca.

- Os sinais físicos são raros e não são específicos.

Estes podem incluir :

- Um abafamento dos sons cardíacos.

- A descoberta de um sopro sistólico ou diastólico na auscultação devido a lesão valvular (44).

VII- Exames paraclínicos :

O diagnóstico clínico dos quistos hidáticos não complicados do coração é difícil devido à falta de especificidade dos sinais funcionais (45).

Os exames paraclínicos permitem efetuar o diagnóstico em 80% dos casos no pré-operatório (54).

1. Radiografia do tórax :

Por vezes, a radiografia do tórax não revela anomalias significativas: neste caso, o quisto é pequeno ou desenvolveu-se exclusivamente no interior da cavidade. (19).

Uma radiografia frontal do tórax pode mostrar uma síndrome mediastinal com :

- Cardiomegalia.
- Opacidade redonda ou oval, de tonalidade aquosa, homogénea, que deforma os contornos do coração, mais frequentemente o arco inferior esquerdo (Figura 2).
- Podem estar presentes calcificações, delimitando os contornos da opacidade.

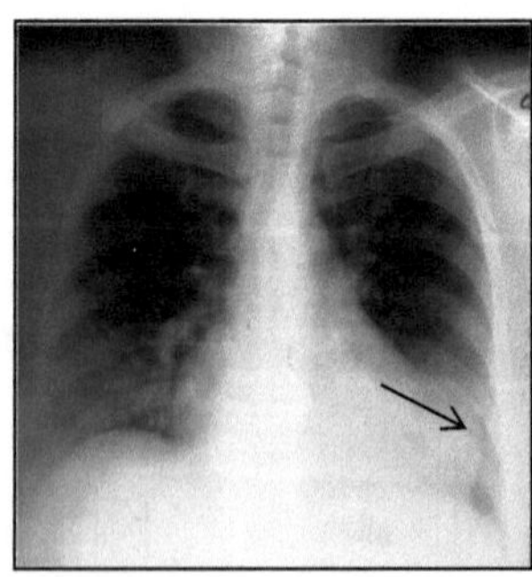

Figura 2: Radiografia torácica frontal mostrando uma protrusão do arco inferior esquerdo do coração em relação a um quisto hidático do ventrículo esquerdo (seta) (48).

É provável que estejam associados a quistos hidáticos pulmonares, pelo que é importante procurá-los numa radiografia torácica com vista frontal e lateral. Apresentam-se como opacidades redondas ou ovais, únicas ou múltiplas, de tonalidade fluida, homogéneas ou heterogéneas, dependendo do estádio de desenvolvimento do quisto hidático. (55).

A radiografia do tórax também pode mostrar sinais de sobrecarga pulmonar ou edema.

2. Eletrocardiograma :

A resposta eléctrica aos quistos hidáticos do coração varia em função da localização do quisto, do seu estado de desenvolvimento e de eventuais complicações que possa causar.

Pode ser observado um registo normal. As anomalias do ECG são observadas em 40% dos casos. Estas anomalias podem ser :

2.1 Perturbações do ritmo (56) :

As perturbações do ritmo mais frequentemente observadas são :

- Taquicardia sinusal.
- Um episódio de taquicardia supraventricular.
- Extra-sístoles atriais ou ventriculares.
- Fibrilhação auricular.

2. 2. Perturbações da repolarização (44):

Dependendo da localização do quisto e do seu impacto, as perturbações da repolarização podem ser :

- De origem isquémica quando há compressão de um vaso coronário: pode envolver inversão das ondas T ou, mais raramente, alteração do segmento ST em áreas dependentes da localização do quisto (Figura 3).

- Devido a rutura intrapericárdica: alterações nos segmentos PQ e ST.

- Ou inespecífica, como ondas T invertidas, de aspeto estável, sem carácter progressivo, e envolvendo o território ocupado pelo quisto.

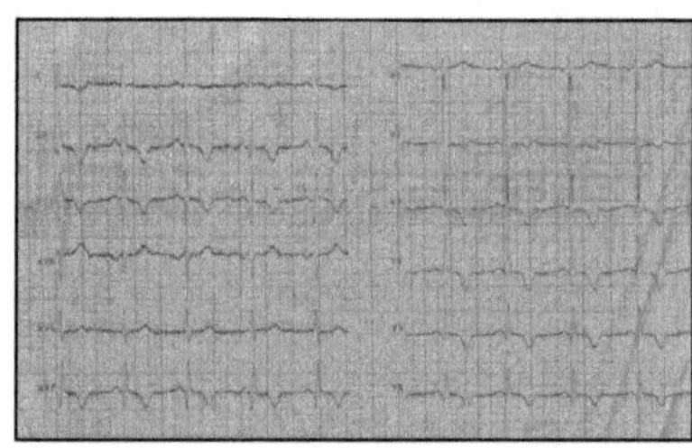

Figura 3: ECG mostrando inversão de ondas T inferiormente e apico-lateralmente em paciente com cisto hidático do ventrículo esquerdo revelado por síndrome coronariana inaugural. (44) .

2. 3 Perturbações da condução :
Estão frequentemente associadas a lesões do septo interventricular.

3. Ecocardiografia com Doppler :
É o exame de eleição para o diagnóstico dos quistos hidáticos. Deve ser efectuado sistematicamente em casos de equinococose visceral para verificar a localização cardíaca (4).

Permite fazer um diagnóstico positivo, determinar o tamanho e o aspeto do quisto, estabelecer com precisão a relação com as estruturas anatómicas adjacentes e as repercussões hemodinâmicas, de modo a orientar a abordagem terapêutica (57).

3. 1. Diagnóstico positivo :

O quisto aparece como uma massa única ou múltipla, com uma ecoestrutura fluida ou contendo vesículas filhas, arredondadas ou ovais, com ou sem uma concha espessa, dependendo da fase de desenvolvimento do quisto hidático (58).

A presença de uma membrana proligeral com descolamento e divisão da parede é patognomónica de hidatidose (59).

3.2 Impacto nas estruturas adjacentes:

A ecografia com Doppler pode revelar :

-    Compressão das câmaras cardíacas adjacentes.

-    Compressão do tronco da artéria pulmonar ou dos seus ramos, daí a importância do Doppler, que pode detetar uma anomalia no gradiente de pressão a este nível. (60).

-    Refluxo das artérias coronárias (44).

3.3 Procura de complicações :

Pode também ser utilizado para detetar complicações como fissuras ou rupturas e para estudar o impacto na função cardíaca. (58).

-    Quisto infetado: massa de tecido impuro ou ecoestrutura fluida (61).

-    Quisto com conteúdo heterogéneo: por rutura do quisto e esvaziamento do seu conteúdo (62) .

3. 4 Aspectos específicos de acordo com a localização cística :

- Átrio direito: Os quistos hidáticos no átrio direito podem obstruir o retorno venoso ou o esvaziamento auricular. O seu desenvolvimento pode ser complicado por embolias pulmonares.

- Átrio esquerdo: Os quistos que se desenvolvem no átrio esquerdo são por vezes difíceis de diferenciar de tumores, especialmente mixomas, ou trombos intra-cavitários, sendo o OG o local preferido.

- O septo atrial: Os quistos hidáticos do SIA desenvolvem-se frequentemente numa das duas aurículas. Podem ser acompanhados de defeito do septo auricular, quer inicialmente quer após cura cirúrgica.

- O ventrículo direito: O quisto hidático a este nível pode ser intra-cavitário ou intra-parietal.

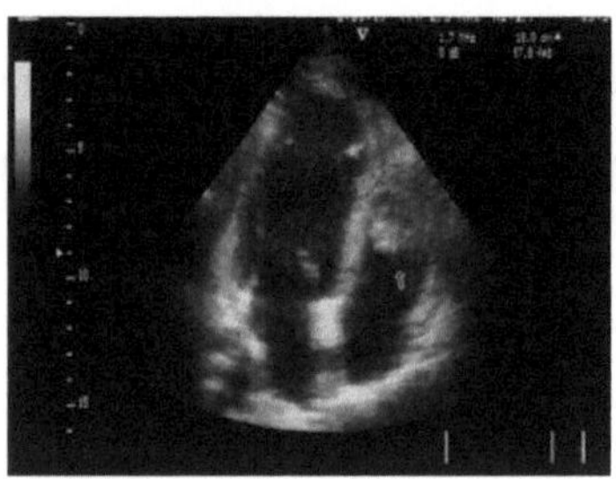

Figura 4: Aspeto ecográfico de uma massa quística não homogénea na cavidade ventricular direita. (31).

- O ventrículo esquerdo: Trata-se, na maioria das vezes, de um cisto único que se desenvolve intramiocardicamente, às custas da parede livre do ventrículo (Figura 5).

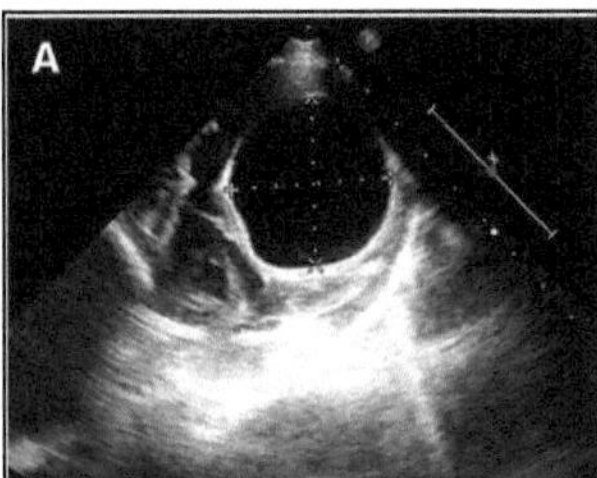

Figura 5: Aspeto ultrassonográfico de um grande cisto hipoecóico na parede do ventrículo esquerdo. (35).

- O *septo interventricular:* O cisto septal se projeta em uma cavidade ventricular (Figura 6).

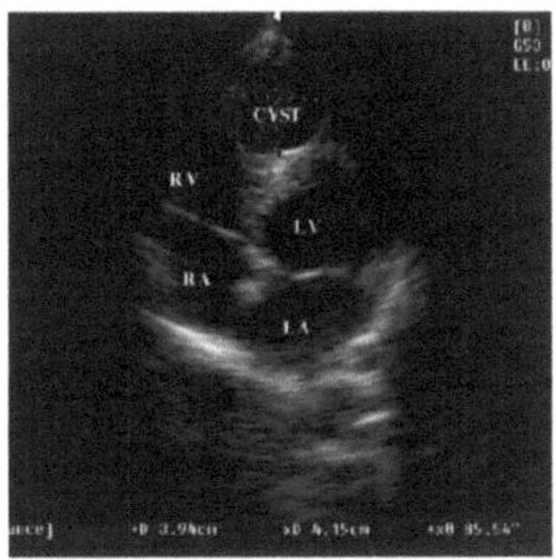

Figura 6: Ultrassom trans-torácico mostrando uma formação cística arredondada no septo interventricular. (63).

- *Pericárdio:* A hidatidose pericárdica pode aparecer como uma formação anecogénica de paredes finas com derrame pericárdico ou aspeto multi-vesicular, que são altamente sugestivos de origem hidática (4) (Figura 7).

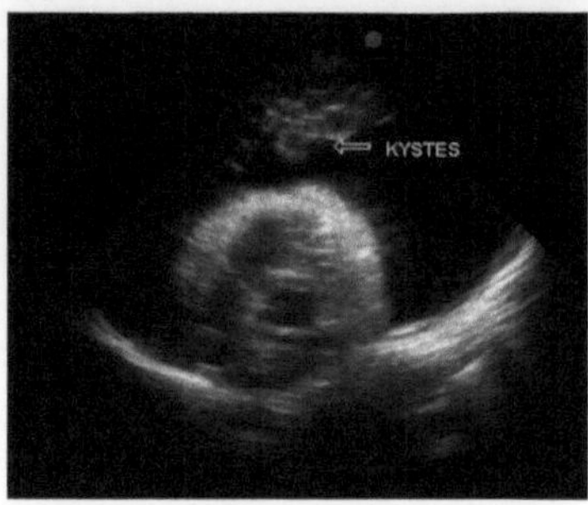

Figura 7: Derrame pericárdico de grandes dimensões com formações quísticas tipo uva revelando hidatidose intrapericárdica. (4).

3.5 Limitações da ecocardiografia :

A ETT tem limitações técnicas relacionadas com condições imperfeitas (obesidade, fraca ecogenicidade), ou devido ao afastamento de certas estruturas (septo inter-ventricular, aurícula esquerda) (64).

Além disso, a sensibilidade do ETT é reduzida no caso de massas com menos de 1 cm de diâmetro e na análise do conteúdo de quistos complicados, incluindo restos de membranas e material trombótico. Nestes casos, o diagnóstico é difícil no ETT e o diagnóstico diferencial com outros tumores cardíacos é por vezes apenas anatómico (65) .

4. Tomografia computorizada :

Para além de fazer um diagnóstico positivo, a principal vantagem de uma TAC é que pode ser utilizada para estabelecer a extensão da doença em estruturas adjacentes através de um exame toraco-abdominal para procurar localizações multi-viscerais (66).

O quisto aparece como uma formação fluida no músculo cardíaco e no interior das cavidades, sem alteração da densidade após a injeção do meio de contraste (Figura 8). As calcificações parietais claramente visíveis são inconstantes, mas sugestivas (58).

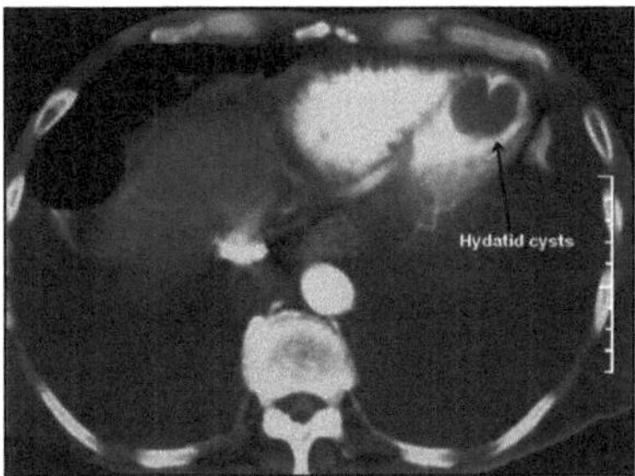

Figura 8: Corte axial de TC mostrando a presença de uma estrutura hipodensa homogénea de contornos regulares que não realça com a exposição arterial, localizada no ápice do ventrículo esquerdo (67).

No entanto, os artefactos induzidos pelos movimentos cardíacos são a principal limitação ao estudo por TC dos quistos hidáticos cardíacos.

A TC é menos eficaz do que a ecocardiografia na localização exacta dos quistos hidáticos cardíacos (41) (68). Para Ben Hamda et al (47), não fornece informações adicionais em comparação com a ecocardiografia.

5. RESSONÂNCIA MAGNÉTICA (69) (70) :

Graças a uma melhor resolução espacial e à possibilidade de efetuar um estudo multiplanar, a RM é o método de eleição para explorar a hidatidose cardíaca (58). Tem uma boa sensibilidade e permite o diagnóstico positivo de pequenas formações quísticas (71).

Este exame não irradiante permite um diagnóstico positivo graças a uma melhor resolução do contraste e oferece a possibilidade de efetuar cortes nos diferentes planos do espaço, o que permite uma melhor aproximação à localização do quisto. (58).

É utilizada para avaliar a extensão mediastínica e para procurar outras localizações no fígado, baço e rins.

Tipicamente, o quisto hidático apresenta-se como uma lesão arredondada ou ovalada, hipointensa em T1 e hiperintensa em T2, com um contorno periférico hipointenso em T2 correspondente ao pericisto (Figura 9).

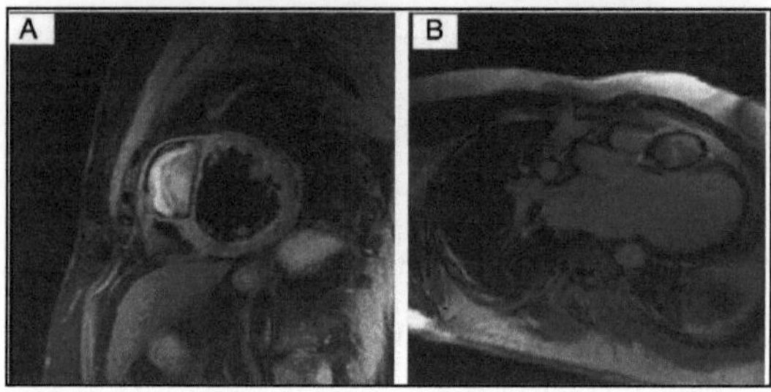

Figura 9: Aspeto do quisto em T2: sinal hiperintenso do conteúdo do quisto com sinal hipointenso do pericisto. (70).

A aquisição de cortes em diferentes planos com sincronização cardíaca permite fazer o diagnóstico da sede com segurança.

O estudo do impacto das massas quísticas na função cardíaca foi possibilitado pela utilização da cine-RM (66).

6. Cateterismo cardíaco e angiografia coronária :

Não é indicada por rotina, especialmente se o quisto hidático for assintomático ou não tiver complicações.

A angiografia coronária permite um estudo pormenorizado das artérias coronárias e da sua relação com a massa, e é necessária em caso de sintomas de angina no doente (33).

As anomalias coronárias podem ser de estiramento, compressão ou desvio de um ramo coronário, sendo esta a anomalia mais frequente (72).

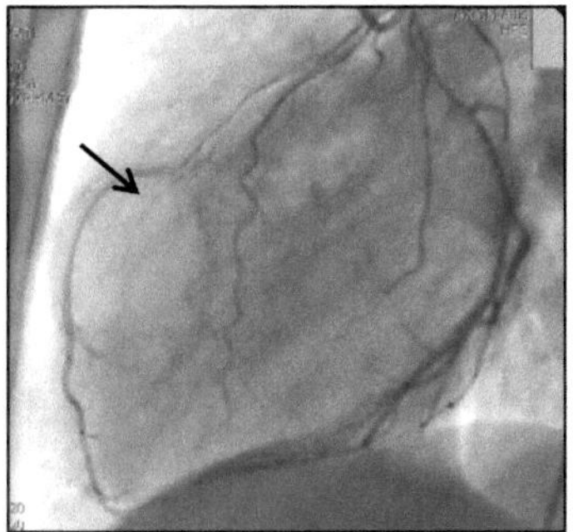

Figura 10: Compressão da IVA distal por um quisto hidático (seta) (73).

VIII- Biologia :

1. Testes não específicos :

- **Hipereosinofilia:** É inconstante, sendo encontrada em 23% dos casos. É moderada, exceto em casos de invasão, fissura ou rutura, ou durante a fase de crescimento do quisto. (74).

- **Aumento da Ig E total:** Os cestodes provocam um aumento dos níveis séricos de Ig E.

- **Avaliação biológica do impacto e extensão a outros órgãos:** Podem ser encontrados os **seguintes elementos**:

    - Síndrome inflamatória biológica (hiperleucocitose, aumento da VS).

    - Aumento das enzimas cardíacas em caso de lesão do miocárdio.

    - Função hepática comprometida em casos de localização hepática.

2. Exames específicos :

Baseiam-se no diagnóstico imunológico (75).

- **Ensaio de Ig E específica:** A Ig E específica é um sinal de infeção parasitária. Estão envolvidas em reacções alérgicas através da estimulação de células polinucleares basófilas (76).

A sua taxa está correlacionada com o estádio de progressão da doença (77).

Os seus níveis diminuem rapidamente após o tratamento da doença, pelo que têm um papel a desempenhar na monitorização subsequente e na deteção de eventuais recorrências.

- **Reacções serológicas ou serodiagnóstico:** A serologia da hidatidose é sempre necessária, tanto para fins de diagnóstico como pós-terapêuticos, a fim de avaliar a eficácia do tratamento. (75).

O ELISA e a imunofluorescência indireta são os testes mais sensíveis. A imunoeletroforese é o teste mais específico (7).
Se este teste for positivo com uma taxa significativa, o diagnóstico pode ser aceite.
No entanto, se o teste for negativo, o diagnóstico de hidatidose não pode ser formalmente excluído. De facto, em alguns casos, a reação é falsamente negativa se o quisto estiver calcificado ou se for de pequenas dimensões (75).

Podem ocorrer reacções falsas-positivas raras em casos de outras helmintíases, patologia neoplásica ou doenças imunitárias (74).

O controlo serológico dos doentes permite monitorizar a eficácia do tratamento. Após a ressecção cirúrgica, a negativação serológica é observada em períodos de tempo variáveis. Uma nova subida dos níveis de anticorpos sugere um risco de recorrência ou reinfestação (75).

IX- Estudo histológico :

1. A forma adulta :

A forma adulta da ténia é constituída por 3 partes: a cabeça, o pescoço e o corpo:

- A cabeça ou escólex: é constituída por 4 ventosas arredondadas e um rostro saliente armado com um duplo anel de ganchos. As ventosas e os ganchos permitem que o parasita adira à parede intestinal do hospedeiro. Tem a forma de um verme, com 2 a 7 mm de comprimento, que vive em estado saprófito, fixado entre as vilosidades do intestino delgado do cão (figura 11).

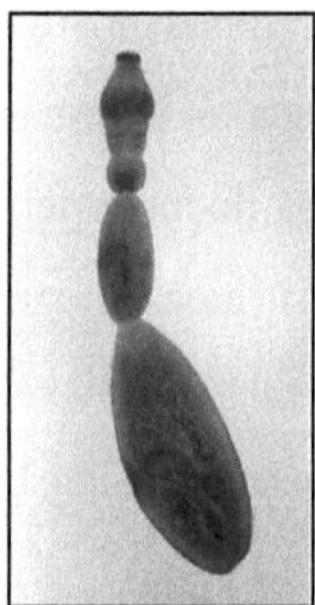

Figura 11: Aspeto microscópico de Echinococcus granulosus adulto (78).

- O pescoço e o corpo do verme: o corpo é constituído por 3 a 5 anéis. Quando maduro, separa-se do resto do parasita e é expelido nas fezes, libertando os ovos.

2. A forma oval ou de ovo:

O último anel desprende-se e é evacuado com excrementos, libertando os ovos no ambiente circundante.

Estes ovos ou embrióforos, medindo 35 a 45µm, contêm um embrião hexacanto com 6 ganchos.

3. A forma larvar ou quisto hidático (78) (79):

O seu tamanho é muito variável, desde alguns centímetros até mais de 20 cm de diâmetro no homem.

A forma larvar é constituída, do exterior para o interior, por :

- A adventícia: é formada pelo parênquima e pela reação inflamatória do hospedeiro. Resulta da compressão do quisto hidático. A adventícia forma uma zona de clivagem entre a hidátide e as vísceras.

- A membrana ou cutícula antiestática: é a parede exterior do quisto, com 1 ou 2 mm de espessura, de cor branca nacarada e acelular. Possui uma certa elasticidade que permite o crescimento do quisto.

- A membrana proligosa ou membrana germinal: é a parede interna do quisto, que é muito fina (20 µm de espessura) e contém uma camada de células sinciciais.

- Vesículas proligerais: 300 a 800 µm de tamanho: resultam da vesiculação da membrana proligeral na sua superfície interna.

- Não possuem parede cuticular e permanecem ligados à próliga da vesícula-mãe por um pedículo sincicial.

- Vesículas filhas endógenas: resultam da vesiculação de proto-colexos livres no fluido hidático. São constituídas por uma membrana proligeral e por uma camada cuticular, e desprendem-se para formar numerosos protoscolex.

- Vesículas filhas exógenas: provêm de fragmentos de membranas proligerais embebidos na cutícula, que se vesiculam, se envolvem com uma cutícula e formam proto-colexos.

- Líquido hidático: trata-se de um líquido claro, geralmente "água de rocha", no qual as vesículas filhas estão imersas. É salgado e hipertensivo. Mantém o quisto sob tensão.

- O aumento da quantidade de líquido leva a um aumento do volume do quisto.

- Areia hidática: é o sedimento na parte inclinada do quisto. É composta por proto-escolexos destacados da membrana proligeral ou libertados das vesículas, cápsulas deiscentes, vesículas filhas e ganchos de escólexes degenerados e destruídos.

X- História natural e complicações :

Os quistos hidáticos desenvolvem-se muito lentamente, ao longo de vários anos. O miocárdio é inelástico e resiste à expansão do quisto, o que explica o facto de os quistos cardíacos crescerem mais lentamente do que os quistos pulmonares.

Como resultado, podem permanecer clinicamente não reconhecidas durante muito tempo ou podem ser descobertas por acaso durante uma complicação.

Estas complicações podem dever-se à compressão das artérias coronárias, das vias de condução ou das válvulas.

A rutura, o choque anafilático, a embolização e a superinfeção são também complicações possíveis. Estas podem ser fatais.

1. Rutura e fissuração (80):

A quebra de continuidade pode envolver apenas o endocisto ou o endocisto e o pericisto. Dois tipos de rutura podem ser distinguidos:

- **Rutura do endocisto ou fissura:** Envolve apenas o endocisto, com o pericisto permanecendo intacto.

Trata-se de fissuras que provocam a passagem de líquido para um espaço virtual entre o pericisto e o endocisto. Este último colapsa, mas o quisto mantém o seu tamanho e apresenta-se macroscopicamente normal. Pode evoluir para uma rutura.

É favorecida por tensões externas que enfraquecem o quisto, em particular a resistência do tecido miocárdico à expansão do quisto e o trauma causado pelos movimentos cardíacos (62).

- **Rutura completa:** A rutura é uma emergência médica e cirúrgica fatal (81).

A separação envolve tanto o endocisto como o pericisto. Pode ocorrer na sequência de um traumatismo direto ou indireto, após um esforço físico, ou espontaneamente sem qualquer fator desencadeante.

Além disso, quando o quisto aumenta de tamanho, a pressão intra-cística aumenta e o quisto fica sob tensão, podendo romper-se ao mais pequeno estímulo (80).

- **Rutura intracavitária:** Dado o regime de baixa pressão que prevalece nas cavidades direitas, o desenvolvimento do quisto hidático é geralmente subendocárdico nas localizações cardíacas direitas, o que explica a possibilidade de rutura intracavitária. (45).

Esta rutura pode ser imediatamente fatal devido a um choque anafilático ou à obstrução de um orifício da válvula (82) (81).

No coração direito, também pode levar a uma embolia pulmonar hidática. No coração esquerdo, pode levar a uma embolia hidática sistémica.

A rutura intracavitária também pode levar a metástases hidáticas: o material hidático pode disseminar-se através da pequena ou grande circulação, dependendo da localização do quisto hidático cardíaco, resultando em sementeira pulmonar ou em localizações secundárias que podem afetar todos os órgãos (28).

As metástases mais frequentes são para o cérebro, o que pode levar a hipertensão intracraniana, convulsões e défices neurológicos (48).

Di Bello et al (83) relataram 104 casos de cistos complicados por rutura intracavitária, dos quais 91 estavam localizados no ventrículo direito.

- **Rutura intra-pericárdica:** É a complicação mais freqüente dos cistos do ventrículo esquerdo devido à freqüência de localização sub-epicárdica (45).

Pode causar pericardite aguda com dor torácica, dispneia, palpitações e fricção pericárdica (29). O maior risco é a ocorrência de tamponamento ou constrição secundária a derrame pericárdico crónico (82).

Existem vários tipos de pericardite com derrame (84):

- Hidatido-pericárdio: exceto no caso de fenómenos compressivos, este derrame pode não ter significado clínico. Resulta da evolução de vesículas filhas no pericárdio após rutura do quisto subepicárdico para a cavidade pericárdica, sem encistamento.

- Policistose cardio-pericárdica: trata-se do enxerto primário de um ou mais quistos no pericárdio sem lesão cardíaca associada (4).

- **Rutura intra-miocárdica:** É responsável pela equinococose local com um aspeto caraterístico de aglomerado. (85).

2. Choque anafilático (86) :

Esta é a complicação mais grave, pois é relativamente frequente após a rutura do quisto, imprevisível e rapidamente fatal.

Os sinais clínicos podem ser súbitos ou progressivos. São dominados por sinais mucocutâneos (prurido, urticária, edema, etc.), sinais respiratórios (dispneia, tosse, broncoespasmo, paragem respiratória, etc.), sinais cardiovasculares (taquicardia, hipotensão, etc.) e sinais digestivos (náuseas, vómitos, dores abdominais, etc.).

A reação anafiláctica pode, portanto, assumir várias formas de gravidade variável, desde uma simples urticária ou eritema isolado até à paragem cardiorrespiratória.

Durante o tratamento cirúrgico dos quistos, o diagnóstico de choque anafilático deve ser fortemente suspeitado em caso de insuficiência circulatória ou colapso não explicado por hemorragia intra-operatória, especialmente quando associado a outros sinais clínicos sugestivos de um mecanismo alérgico, como broncospasmo ou sinais cutâneos.

3. Embolias :

O quisto hidático cardíaco cresce com o tempo e pode apresentar-se como uma embolização periférica, cerebral ou pulmonar.

- Embolia pulmonar hidática (87) A embolia pulmonar hidática é causada pela sementeira de vesículas filhas na circulação pulmonar. O seu ponto de partida é normalmente um quisto hidático do coração direito, em particular do ventrículo direito (42) (87) (41) (50).

Os êmbolos parasitários podem, ao obstruir os vasos arteriais, levar ao desenvolvimento de hipertensão pulmonar (88). Podem dar origem a lesões hidatiformes secundárias responsáveis pela destruição do parênquima pulmonar (89). Estes fenómenos conduzirão mais tarde a uma insuficiência respiratória crónica e a uma cardiopatia pulmonar crónica.

Os sinais clínicos da embolia pulmonar hidatiforme são polimorfos. A fase inicial, concomitante à rutura do quisto, é por vezes acompanhada de choque anafilático ou cardiopatia pulmonar aguda, que pode levar a morte súbita (42).

Na maior parte das vezes, esta fase assume a forma de uma pneumonite febril ou passa completamente despercebida. Após uma fase de latência de duração variável, surgem a hemoptise, os sintomas febris e a dispneia de esforço (28) (50) (42).

O diagnóstico da embolia pulmonar tem beneficiado com o contributo da imagiologia.

O ecocardiograma trans-torácico confirmou a presença de um quisto nas cavidades cardíacas direitas.

A TC helicoidal e a RMN confirmam o diagnóstico de embolia pulmonar, fornecem informações adicionais sobre a localização e morfologia do quisto e permitem verificar a existência de outras localizações extra-torácicas. (87) (39).

O prognóstico da embolia pulmonar hidatiforme continua a ser mau. É frequentemente descoberta na autópsia.

A embolia é devida à obstrução puramente mecânica da artéria pulmonar pelos cistos e vesículas filhas. (49).

- **Embolias sistémicas:** Podem ser :

    - Embolias cerebrais que conduzem a um acidente vascular cerebral isquémico com défice neurológico.

Byard e Bourne (13) relataram o caso de um rapaz de 12 anos que morreu após a rutura de um quisto hidático do ventrículo esquerdo complicado por embolia arterial cerebral.

    - Embolias arteriais dos membros inferiores com isquémia aguda e gangrena.

    - Embolias renais, esplénicas, coronárias ou outras...

4. Complicações mecânicas :

Ocorrem quando o quisto é suficientemente grande para entrar em contacto com as estruturas vizinhas.

Seja qual for o mecanismo das complicações mecânicas, relacionadas com a compressão ou a obstrução, o quisto pode ser responsável por uma insuficiência cardíaca congestiva à direita ou à esquerda, ou global.

- **Obstrução valvular:** É o resultado de dois mecanismos diferentes ligados à compressão ou à obstrução exercida pelo quisto:

- Obstrução: estreitamento do orifício da válvula por um grande quisto que se projecta para uma das câmaras cardíacas (Figura 12) (90).

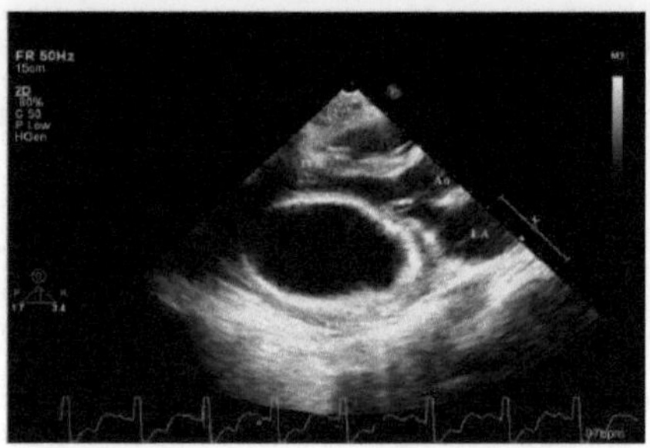

Figura 12: Quisto muito grande no ventrículo esquerdo causando obstrução das válvulas mitral e aórtica (90).

- Compressão: leva à insuficiência da válvula por adesão ou retração dos folhetos à parede adjacente de um quisto.

Os sintomas secundários a estas disfunções são muito variados e dependem da válvula afetada.

- Compressão das artérias coronárias: a compressão extrínseca das artérias coronárias por quistos pode perturbar a perfusão miocárdica e manifestar-se por dor torácica tipo angina e sinais eléctricos típicos de isquémia miocárdica. (81) (44).

5. Perturbações do ritmo e da condução :

Estas perturbações são a consequência da compressão do tecido de condução e do miocárdio circundantes pelo quisto (91).

- Perturbações da condução: Estas perturbações podem ser bloqueio atrioventricular total, bloqueio do ramo (92).

Estas perturbações podem ser reversíveis após tratamento cirúrgico ou médico.

Um quisto do septo interventricular pode frequentemente perturbar as vias de condução e dar origem a distúrbios de condução (92). Assim, o mal-estar lipotímico ou sincopal pode ser o modo de revelação de um quisto do septo interventricular (48).

- **Perturbações do ritmo:** As perturbações do ritmo supraventricular ou ventricular podem complicar os quistos do septo interventricular ou da parede livre do coração. (56). Um caso de quisto hidático apical complicado por taquicardia ventricular num doente de 24 anos foi descrito por uma equipa tunisina em 2014 (93).

A transição para taquicardia ventricular sustentada pode ser fatal, com risco de morte súbita.

6. Infeção :

A infeção do conteúdo quístico pode permanecer latente, manifestando-se por um ligeiro aumento da temperatura, ou pode manifestar-se por sintomas sistémicos, como febre com arrepios, deterioração do estado geral, hiperleucocitose, etc. Existe um risco significativo de progressão para septicemia ou mesmo choque sético. (6) (61).

7. Morte súbita :

A morte súbita devido a quistos hidáticos cardíacos é uma entidade rara e está pouco documentada na literatura. Pode ser a primeira complicação (45). Na maioria dos casos, é precedida de sinais clínicos prodrómicos variáveis e inespecíficos: dor abdominal, dor torácica, dispneia, etc.

As principais causas de morte súbita devido a quistos hidáticos são o choque anafilático, seguido de obstrução valvular, infeção e embolia pulmonar hidática.

8. Involução :

Em 12% dos casos, a evolução espontânea pode levar à cicatrização com involução do quisto. O seu conteúdo torna-se espesso, levando frequentemente à formação de calcificações (55).

É importante notar as calcificações do quisto, uma vez que são patognomónicas de hidatidose cardíaca (55).

XI- Diagnóstico diferencial :

1. Tumores cardíacos (94) :

A ecocardiografia é um exame extremamente sensível para o diagnóstico de quistos hidáticos. No entanto, alguns quistos têm um aspeto sólido na ecografia, o que coloca o problema do diagnóstico diferencial com tumores primários ou secundários do coração.

Este aspeto pode ser explicado por fenómenos degenerativos ou infecciosos (61).

2. Endocardite infecciosa :

Ao contrário dos quistos hidáticos, as vegetações afectam as estruturas das válvulas e podem levar à mutilação. Ocorrem frequentemente em válvulas que já estão doentes. As lesões de endocardite também se caracterizam pela sua mobilidade.

Walpot et al (95) relataram o caso de um paciente com endocardite acometendo a válvula mitral na forma de vegetação hiperecóica circundada por líquido anecoico simulando um cisto hidático (Figura 13).

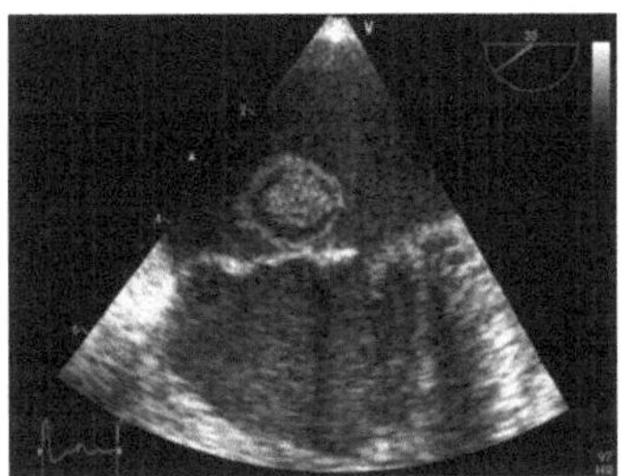

Figura 13: Aspeto ecográfico da vegetação da válvula mitral (95).

3. Trombo :

O trombo é um diagnóstico diferencial do quisto hidático quando se desenvolve à custa de uma cavidade cardíaca.

A complicação mais comum é a possibilidade de embolias periféricas.

Os trombos desenvolvem-se frequentemente no contexto de insuficiência cardíaca grave. O tratamento consiste numa terapia com heparina seguida de medicamentos anti-vitamina K.

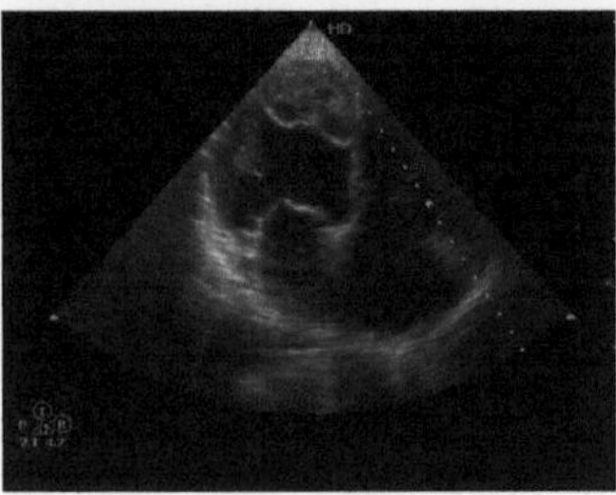

Figura 14: Imagem de trombo apical esquerdo (96).

4. Aneurisma ventricular :

O quisto hidático pode simular um aneurisma do ventrículo esquerdo, especialmente na fase de calcificação.

A existência de outras localizações quísticas, associadas ou não a uma serologia positiva, ajuda a orientar o diagnóstico, que é por vezes ambíguo.

É facilmente diagnosticada por angiografia (97).

XII- Tratamento :

Uma vez confirmado o diagnóstico, as complicações potenciais são tão graves que é essencial um tratamento imediato.

O tratamento radical é a remoção cirúrgica, uma vez que a hidatidose cardíaca é fatal a curto ou longo prazo.

A informação fornecida pela imagiologia é uma grande ajuda na abordagem cirúrgica.

1. Tratamento médico :

O tratamento médico é uma terapia complementar e adjuvante da cirurgia para a erradicação da hidatidose cardíaca.

Os medicamentos pertencentes à classe dos benzimidazóis parecem ser os mais eficazes no tratamento médico da doença hidática.

Dos benzimidazóis, o albendazol é o mais eficaz. Reduz o tamanho do quisto, a viabilidade do parasita e a frequência de recidiva pós-operatória (41) (98).

É utilizado numa dose de 10 a 15 mg/kg por dia em cursos espaçados de 15 dias durante seis meses (92) (65).

A monitorização biológica é essencial durante todo o tratamento com albendazol (99) . Esta monitorização inclui :

- Os níveis de transaminases devem ser medidos antes do início do tratamento, quinzenalmente durante o primeiro mês, depois uma vez por mês durante os dois meses seguintes e trimestralmente após o terceiro mês de tratamento.

- Contagem sanguínea ao mesmo ritmo.

- Não existem contra-indicações específicas para a prescrição de albendazol.

O tratamento médico isolado está indicado para os doentes que não podem ser operados devido à existência de demasiados quistos hidáticos que afectam vários órgãos ou porque o doente está debilitado (65) (100).

2. Tratamento cirúrgico :

2. 1 Generalidades :

A intervenção deve permitir :

- Ressecção completa do quisto.

- Boa reparação parietal.

- Efetuar uma exploração completa do coração para procurar outra localização.

- Minimizar o risco de disseminação do parasita no intra-operatório, que é sempre possível durante a cirurgia, e que pode levar ao desenvolvimento de equinococose metastática secundária.

2. 2. Abordagem :

- **Esternotomia:** A abordagem clássica atualmente utilizada pela maioria dos cirurgiões é a esternotomia mediana. Isto permite que a CEC seja instalada rápida e facilmente e que o tumor seja removido nas melhores condições possíveis, permitindo o acesso a todas as quatro cavidades (Figura 15).

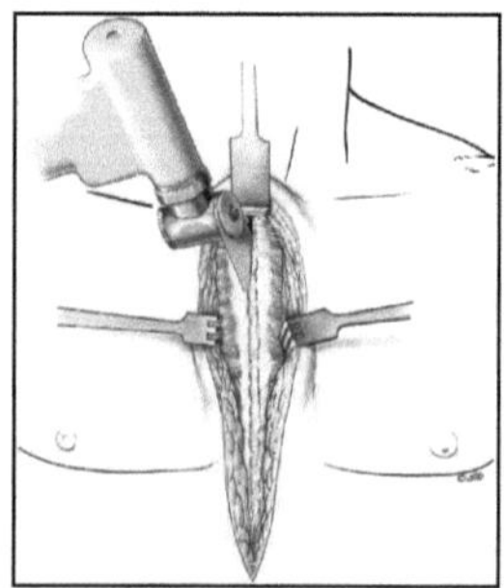

Figura 15: Esternotomia mediana vertical (101).

- **Miniesternotomia:** Esta técnica permite obter uma cicatriz mais estética, uma mobilização rápida e um período de internamento mais curto. Existe também um menor risco de infeção da ferida operatória (Figura 16).

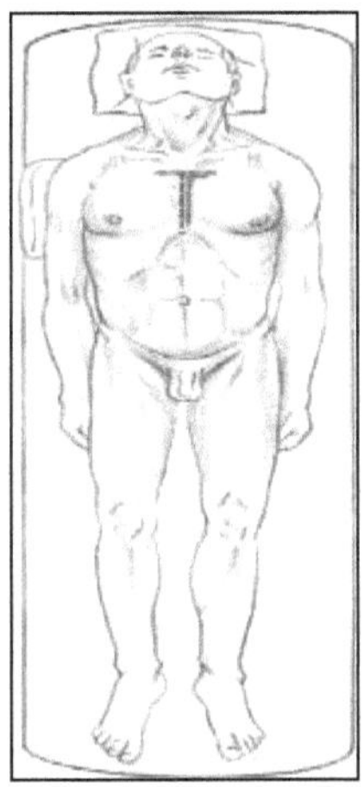

Figura 16: Miniesternotomia em L invertido ou em T (102).

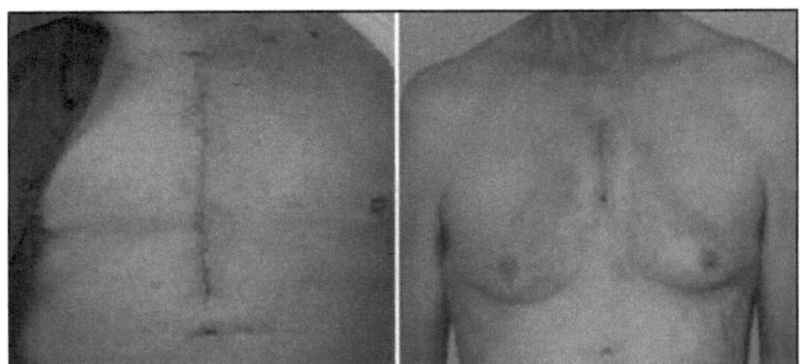

Figura 17: Cicatriz cutânea de uma esternotomia mediana (esquerda) e de uma miniesternotomia (direita).

- **Toracotomia póstero-lateral:** Esta técnica pode ser utilizada para os quistos hidáticos pericárdicos. É particularmente útil para o tratamento simultâneo de quistos hidáticos pulmonares.

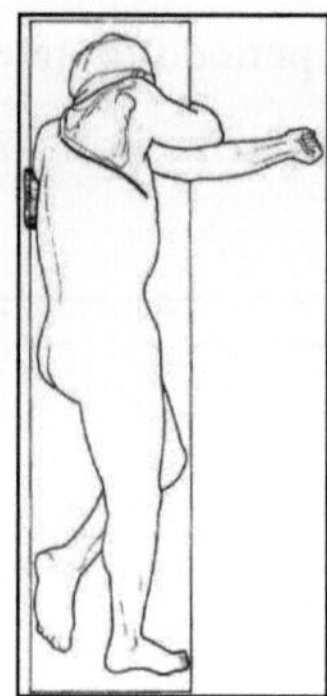

Figura 18: Toracotomia póstero-lateral (103).

- Toracotomia anterolateral direita: Esta abordagem pode ser utilizada para a cirurgia de um quisto hidático na aurícula direita ou esquerda. Apresenta uma vantagem estética, nomeadamente nas mulheres.

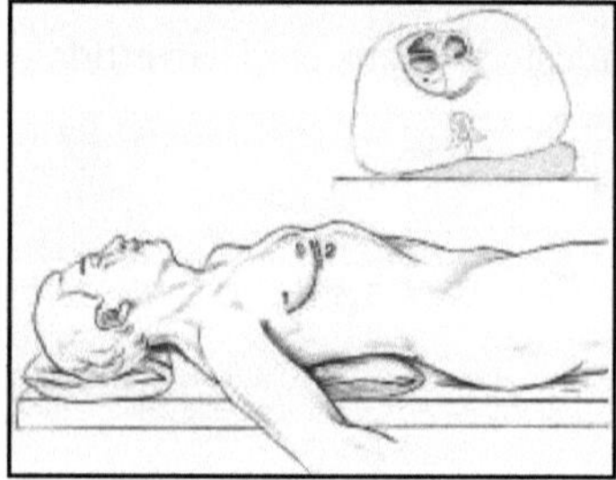

Figura 19: Toracotomia anterolateral direita (102).

2. 3 Cirurgia de vídeo :

Embora as técnicas endoscópicas intra-torácicas sejam praticadas há muito tempo, a cirurgia endoscópica cardíaca começou na década de 90 e foi inicialmente dedicada à cirurgia valvular e depois à cirurgia coronária (104).

Para limitar o tamanho das cicatrizes e reduzir os tempos de cicatrização e de hospitalização, a cirurgia cardíaca tende a evoluir para uma abordagem totalmente endoscópica.

Neste caso, os instrumentos são introduzidos através de trocateres com um diâmetro de cerca de 10 mm. Pode ou não ser combinada com uma toracotomia anterolateral.

Esta técnica é muito difícil porque o cirurgião já não tem uma visão direta do local da operação e requer uma curva de aprendizagem mais lenta. Não é adequada para o tratamento cirúrgico de quistos hidáticos cardíacos devido ao maior risco de disseminação.

2.4 Circulação extracorporal :

O tratamento cirúrgico dos quistos intracardíacos é geralmente efectuado sobre enxertos de bypass, de modo a obter um campo operatório incruento e um coração imóvel, para um tratamento cirúrgico radical, evitando qualquer contaminação pelo conteúdo do quisto.

- **Princípio:** A CEC fornece suporte circulatório e respiratório temporário durante a cirurgia:

- Função circulatória: através de uma bomba que fornece fluxo e pressão de perfusão.

- Função respiratória: através de um oxigenador que fornece oxigénio e extrai o monóxido de carbono.

A ponte de safena desvia o sangue venoso à entrada do coração direito (a aurícula direita ou as duas veias cavas) e reinjecta-o com oxigénio à saída do coração esquerdo (aorta ascendente) em determinadas condições de fluxo (2,4 a 2,6l/min/m2 de superfície corporal a 37°) e de pressão (superior a 60 mm Hg), a fim de assegurar uma oxigenação satisfatória dos tecidos (Figuras 20 e 21).

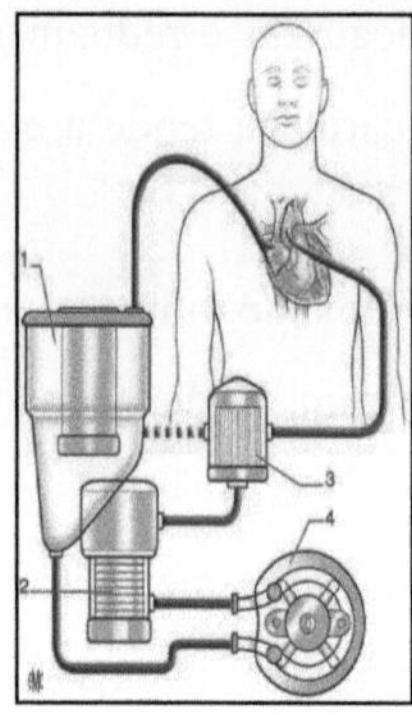

1. Reservatório de cardiotomia; 2. Oxigenador; 3. Filtro arterial;

4. Bomba de rolos (105).

Figura 20: Circuito clássico de circulação extracorporal.

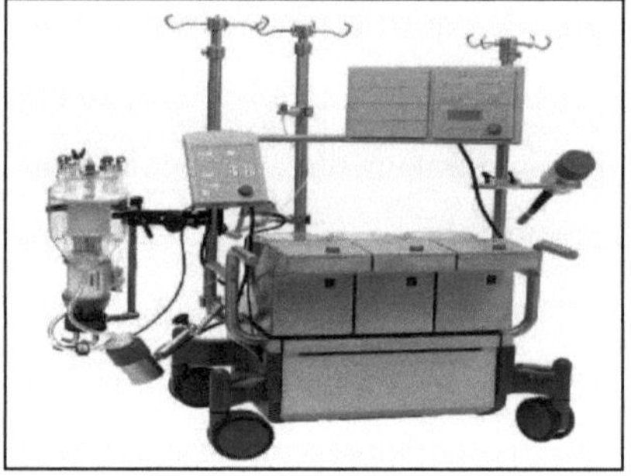

Figura 21: Equipamento de circulação extracorporal (105).

A aspiração de sangue do campo operatório durante a ressecção do quisto e a sua reinjecção na bomba é controversa, dado o risco de disseminação intra-operatória das vesículas filhas.

Alguns autores aconselham o clampeamento da artéria pulmonar durante a cirurgia de bypass para evitar a embolização da hidátide pulmonar nos casos de cistos do coração direito. (1) (12).

2.5 Proteção do miocárdio :

Para obter um coração imóvel e sem sangue, a circulação coronária é interrompida; é então necessário assegurar uma proteção do miocárdio, essencialmente através da injeção de líquido cardioplégico na rede coronária. O coração pode ser parado em normotermia através da injeção de uma solução de cardioplegia quente na raiz da aorta no momento do clampeamento da aorta, seguida de doses repetidas a cada 15 minutos. Também pode ser realizada em hipotermia moderada, injectando uma solução de cardioplegia fria na raiz da aorta no momento do clampeamento da aorta, seguida de doses repetidas a cada 15 minutos.

2.6 Cirurgia cardíaca de sobrevivência :

A cirurgia do coração batendo envolve a operação num coração que ainda está a bater, evitando assim a necessidade de cirurgia de bypass. Existe um menor risco de fibrilhação auricular no pós-operatório, menos transfusões de sangue e um menor risco de défice cognitivo pós-CEC, com um internamento hospitalar mais curto. (106) (107).

Está indicada no caso de quistos hidáticos desenvolvidos no lado sub-epicárdico e sem comunicação com as cavidades cardíacas. (108).

2.7 Vias de exposição dos quistos :

A escolha da abordagem deve ter em conta o tamanho, a localização e o número de quistos. A melhor via deve :

- Permitir uma manipulação mínima do quisto.

- Proporcionar uma exposição adequada para garantir uma ressecção cística completa.

- Permite a inspeção das quatro câmaras do coração.

- Isto minimiza o risco de recorrência.

Foram propostas várias vias para abordar e extrair o quisto:

- **Auriculotomia direita:** Esta abordagem é usada para cistos que se desenvolveram no átrio direito, no septo interatrial ou mesmo cistos do ventrículo direito (Figura 22).

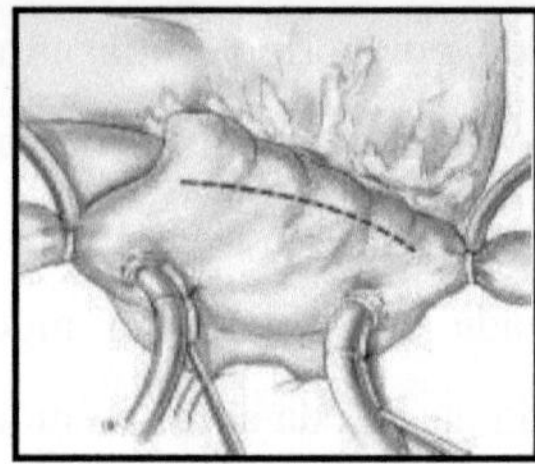

Figura 22: Auriculotomia direita (109).

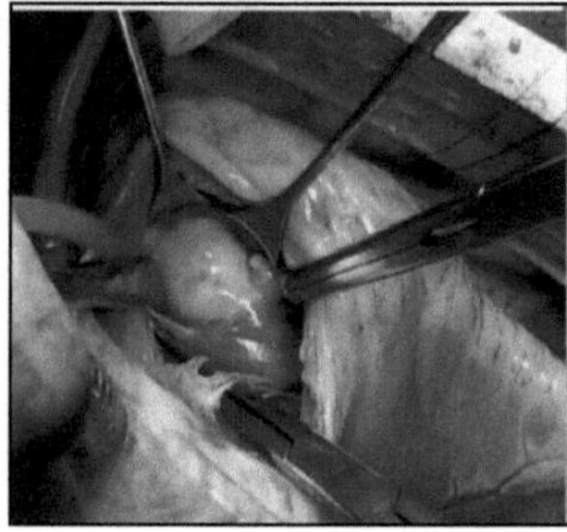

Figura 23: Ressecção de um quisto através de uma auriculotomia direita (110).

- **Auriculotomia esquerda:** é utilizada para a cirurgia de quistos hidáticos que se desenvolvem no interior da aurícula esquerda.

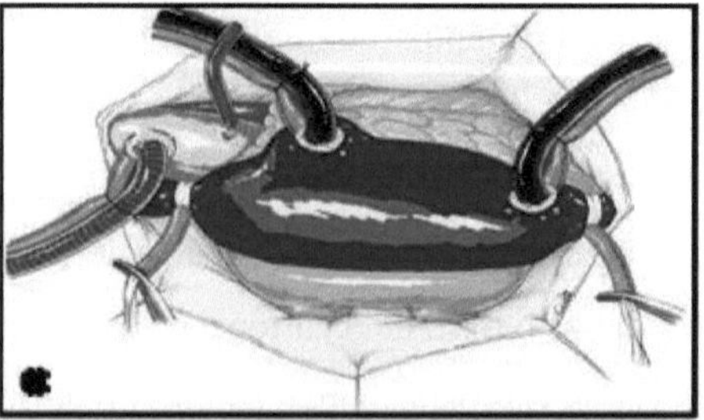

Figura 24: Auriculotomia esquerda no sulco de Sondergaardt (111).

- **Ventriculotomia direita:** A incisão ventricular é utilizada nos casos de localização cística na parede livre do ventrículo direito. A localização da ventriculotomia depende da localização do cisto (Figura 25).

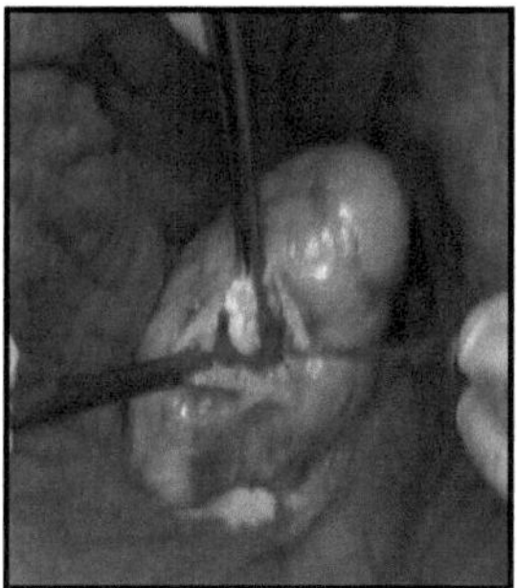

Figura 25: Vista intra-operatória mostrando a excisão de um cisto da parede do ventrículo deve (112).

- **Ventriculotomia esquerda :**

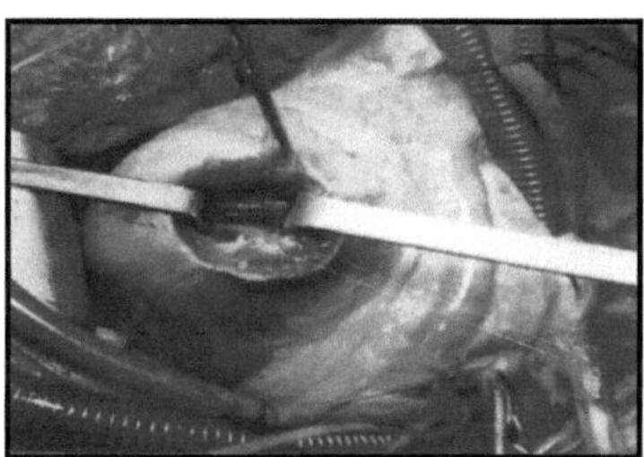

Figura 26: Vista intra-operatória após a ressecção de um quisto da parede ventricular através de uma ventriculotomia esquerda (12).

2. 8 Ressecção do quisto: cisto-peri-cistectomia :

É o melhor procedimento cirúrgico sempre que possível.

Antes da ressecção do quisto, é necessário efetuar um exame macroscópico do pericárdio e das paredes do coração.

Um quisto com desenvolvimento parietal é uma formação lisa e esbranquiçada que se projecta na parede correspondente (Figura 27).

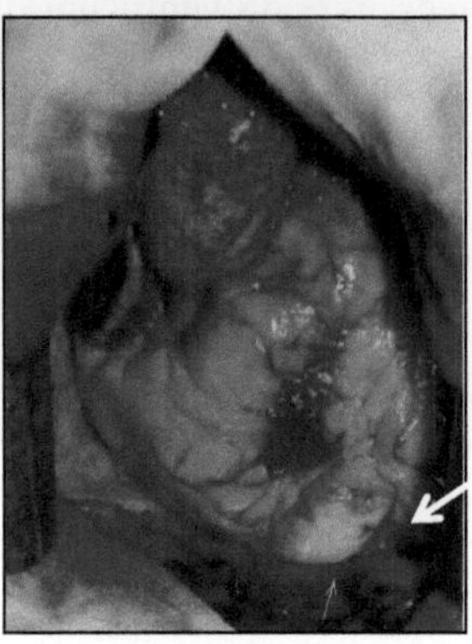

Figura 27: Vista intra-operatória mostrando a aparência macroscópica de um cisto hidático na parede do ventrículo esquerdo (seta). (31).

É necessário começar por proteger rigorosamente os tecidos circundantes com compressas embebidas em soro fisiológico hipertónico à volta do quisto para proteger os ventrículos. (113).

Para esterilizar o parasita antes da extração e para evitar qualquer disseminação secundária durante a operação, o líquido hidático é perfurado no meio do quisto com um trocarte e é injetado soro hipertónico. Quando o quisto é completamente unilocular, entra imediatamente em colapso (33).

A pericistectomia consiste na ressecção do tecido fibroso cicatricial, com diferentes graus de esclerose. Deve ser o mais económica possível (Figura 28).

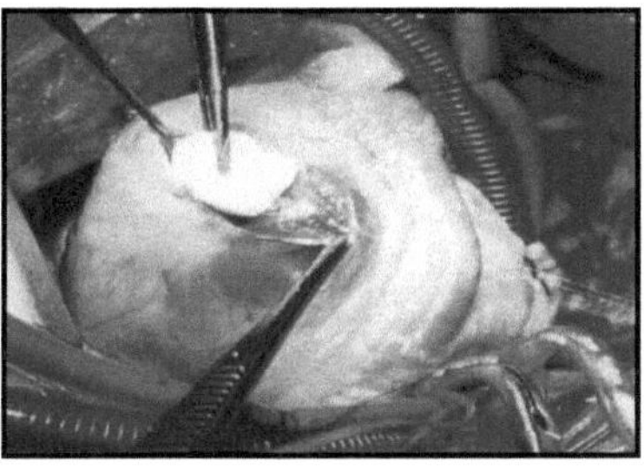

Figura 28: Vista intra-operatória mostrando a ressecção de material cístico através da ventriculotomia (11).

Quando a pericistectomia total não é viável, pode ser efectuada uma pericistectomia parcial, a fim de preservar a função correcta da cavidade em causa (114).

Toda a membrana hidatiforme é removida (Figura 29).

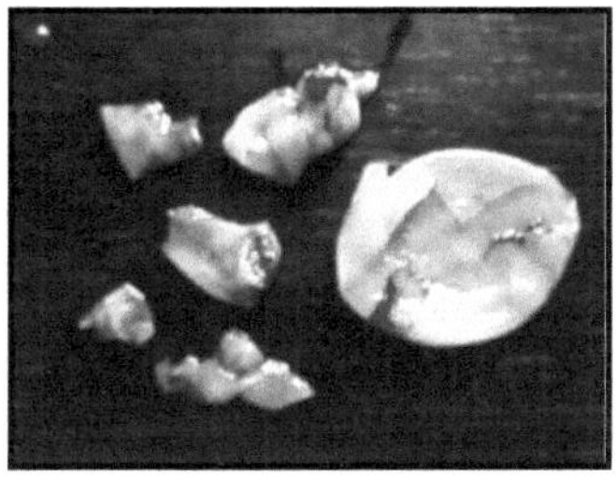

Figura 29: Aspeto macroscópico das membranas hidatiformes removidas (4)

2. 9. reparação do defeito resultante da ressecção (1) (12) (31) :

Após a ressecção dos quistos na parede do ventrículo, a perda de substância pode ser significativa e pode exigir uma plastia de remendo (Figura 30).

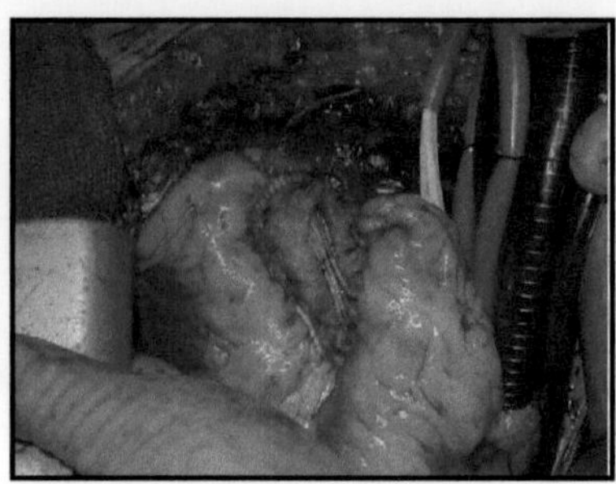

Figura 30: Vista intra-operatória mostrando o fechamento de uma ventriculotomia por um retalho protético (31).

No caso de quistos SIV, a disfunção septal pode por vezes exigir plastia e reforço com talas de Teflon. A integridade do septo deve ser sempre verificada após a ressecção do quisto.

2. 10. Gestos relacionados :

- Cirurgia valvular associada: Foi descrita a adesão do cisto ao tecido valvular. Após a cistectomia, pode ser necessária a plastia da válvula ou, excecionalmente, a substituição da válvula. (115).

Apaydin et al (116) descreveram o caso de um paciente com um cisto ao nível de um pilar da válvula mitral responsável por insuficiência mitral importante, tratado por ressecção do cisto com plastia mitral.

Uma localização hidatiforme no ventrículo direito com invasão do pilar posterior da válvula tricúspide foi descrita por Sensoz Y et al. (31) (117). Foi necessária a ressecção do quisto, levando consigo a válvula tricúspide através de uma ventriculotomia direita, e a substituição da válvula por uma bioprótese.

- Bypass coronário associado: Os quistos grandes e os quistos numerosos, ao afectarem uma grande parte do miocárdio, são susceptíveis de ter repercussões funcionais importantes (118). A sua ressecção cirúrgica irá, portanto, remover uma grande parte do miocárdio.

Tencer et al (23) relataram, em sua série de 13 pacientes operados de cistos hidáticos intracardíacos, o caso de um paciente operado de cisto atrial esquerdo por auriculotomia esquerda associada a bypass aorto-coronariano e ressecção de ponte miocárdica.

Sirlak M et al (118) relataram o caso de um paciente com dois cistos na parede apical do ventrículo esquerdo. Durante a ressecção dos cistos, um marginal foi sacrificado, necessitando de bypass da artéria mamária interna esquerda no marginal (Figura 31).

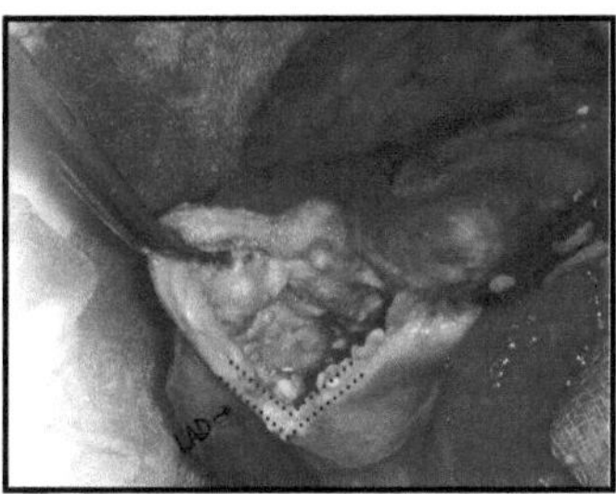

Figura 31: Fotografia intra-operatória mostrando a secção da margem durante a abertura do quisto hidático. (118).

2. 11. No caso de hidatidose cardíaca múltipla :

Casos de múltiplos cistos hidáticos intracardíacos têm sido descritos na literatura. O cisto pode ser descoberto no pré-operatório por técnicas de imagem ou por exame macroscópico intra-operatório.

A ressecção cirúrgica de todas as lesões leva a um procedimento mais prolongado com uma taxa de complicações mais elevada.

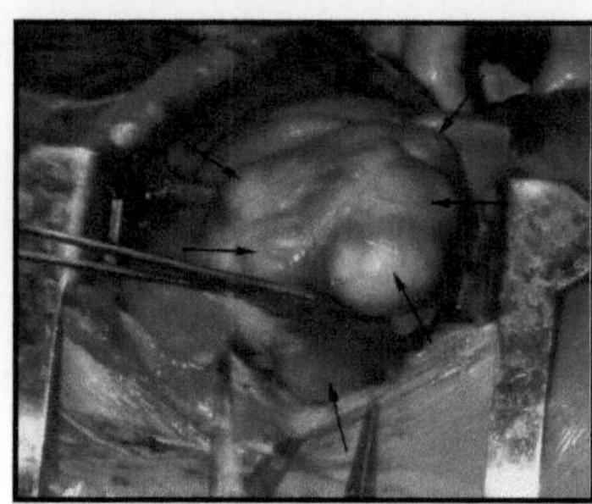

Figura 32: Imagem intra-operatória de múltiplos quistos hidáticos (119).

2. 12. O fim da intervenção :

Para tal, é necessário verificar a integridade das câmaras cardíacas. A lavagem cuidadosa das câmaras é essencial.

Após a sutura das portas de acesso, a purga das cavidades esquerdas, a descompressão e o aquecimento, e após o retorno do ritmo cardíaco (espontâneo ou por desfibrilhação), a cirurgia de bypass é gradualmente interrompida se o estado hemodinâmico do coração o permitir.

Por fim, o cirurgião fecha o tórax após a drenagem do pericárdio e do mediastino.

2. 13. No caso de hidatidose pulmonar associada :

A hidatidose pulmonar unilateral ou bilateral é rara. Justifica a ressecção em simultâneo com a cirurgia do quisto cardíaco. (112). A esternotomia permite uma boa exposição do coração e de ambos os pulmões, e é menos suscetível de causar dor pós-operatória do que a cirurgia em duas fases utilizando uma esternotomia e uma toracotomia.

A cirurgia combinada também reduz o tempo de hospitalização e o custo do tratamento.

XIII- Resultados terapêuticos :

1. Resultados pós-operatórios precoces :

- **Mortalidade operatória:** A cirurgia do quisto hidático é uma operação de baixo risco.

A mortalidade varia de 0,1 a 0,25% de acordo com a literatura (8). A mortalidade está relacionada com complicações do procedimento cirúrgico, tais como rutura ventricular, arritmias ventriculares, embolias periféricas ou rutura do quisto, levando a choque anafilático (120).

- **Complicações pós-operatórias precoces:** É comum haver danos nas vias de condução durante a ressecção de um cisto septal. O resultado é o bloqueio atrioventricular pós-operatório, que pode exigir estimulação electro-sistólica permanente com um pacemaker (121).

Foram relatadas na literatura mortes precoces devido a complicações mecânicas, como a rutura do septo interventricular após a ressecção de um quisto hidático a este nível (122).

2. Resultados pós-operatórios tardios :

Após a operação, a monitorização clínica, biológica, radiológica e ecográfica é essencial para verificar qualquer recorrência (58).

A mortalidade tardia após o tratamento cirúrgico é de 4,8% (123). Pode ocorrer como resultado de uma anomalia nas estruturas cardíacas ou distúrbios do ritmo ventricular na cicatriz cirúrgica.

Casos de recorrência de cistos hidáticos cardíacos têm sido relatados na literatura (Tabela III) (124).

Tabela III: Casos de recidiva de hidátide cardíaca relatados na literatura.

Duração dos estudos/país	Número de pacientes	Idade média (anos) Género (% mulheres)	Doença cardíaca	Danos extra-cardíacos (%)	Tratamento e evolução
Dali 2000 (64)	1988/1998 Tunísia	17	33/47 %	Miocárdio Pericárdio	70.5	17 operado 3 mortes
Thameur 2000 (33)	1970/1997 Tunísia	45	-	-	33.3	45 operado 2 mortes 2 recorrências
Khaldoun 2003 (47)	1983/2001 Tunísia	14	27.7	Miocárdio Pericárdio	57.1	-
Akar 2003 (120)	1984/2001 Turquia	12	31 33.33%	Miocárdio		12 operado 3 mortes
Jerbi 2004 (125)	1991/2003 Tunísia	19	30 52.6%	-	-	19 operado 1 morte
Bouraoui 2005 (126)	1985/2001 Tunísia	12	40 83.3%	Miocárdio Pericárdio	-	-
Elhattaoui 2006 (25)	1999/2005 Marrocos	10	24.7 40%	Miocárdio Pericárdio	70	7 operado 2 albendazol 2 mortes
Orhan 2007 (1)	1967/2006 Turquia	25	31 68%	Miocárdio Pericárdio Múltiplos	28	25 operado 1 morte 1 reincidência
Murat 2007 (124)	1978/2002 China	15	23 40 %	Miocárdio Pericárdio	0	15 operado 1 morte 4 reincidências
Kabbani 2007 (127)	1989-2005 Síria	19	25.6 57.9%	Miocárdio Pericárdio	63.2	19 operado
Tasdemir 2009 (128)	1982/2007 Turquia	10	39 20 %	Miocárdio Pericárdio	10	10 operado 2 recorrências
Molavipour 2010 (129)	1992/2004 Irão	11	25.6 57.9%	Miocárdio Múltiplos		11 operado 1 morte
Tuncer 2010 (23)	1991/2009 Turquia	13	36 46.2 %	Miocárdio	61.5	13 operado 1 recorrência

XIV- Conclusão :

A hidatidose humana é uma doença cosmopolita causada pelo desenvolvimento no ser humano da forma larvar da taenia Echinococcus granulosus. Continua a ser um problema de saúde pública na Tunísia e em muitas outras partes do mundo.

A doença hidatiforme do coração é rara. Caracteriza-se por uma longa latência clínica e por uma evolução imprevisível, que pode ser marcada por uma série de complicações, a mais grave das quais é a morte súbita.

Os sinais clínicos podem incluir precordialgia atípica, dor anginosa típica, perturbações do ritmo, como extra-sístoles ou taquicardia ventricular, lipotímia secundária a bloqueio atrioventricular de terceiro grau em quistos localizados no septo interventricular, hemoptise, tosse associada a lesões pulmonares associadas, epigastralgia e alteração do estado geral associada a envolvimento polivisceral avançado.

As manifestações alérgicas podem ser o único sintoma clínico e podem ser manifestações focais, como ataques de urticária, ou um choque anafilático completo, que pode ser fatal desde o início. As reacções alérgicas são um sinal de gravidade, indicando que o quisto está a fissurar e a libertar líquido hidático.

A ecocardiografia, a tomografia computorizada e a ressonância magnética contribuem consideravelmente para um diagnóstico positivo.

Do mesmo modo, os testes imunológicos e farmacológicos são importantes para o diagnóstico, em particular a serologia da hidátide, que é essencial tanto para fins de diagnóstico como para a monitorização pós-tratamento.

O tratamento é cirúrgico, uma vez que a progressão espontânea é fatal a curto ou longo prazo. O tratamento médico só pode ser utilizado como complemento.

O tratamento cirúrgico implica uma avaliação precisa da lesão a peito aberto, a cistectomia ou, pelo menos, o esvaziamento do quisto, que é esterilizado por injeção intra-cística de uma solução parasiticida hipertónica, respeitando o miocárdio.

A mortalidade, que costumava ser elevada, diminuiu graças aos avanços no diagnóstico por imagem e aos avanços terapêuticos nas técnicas cirúrgicas.

Na maioria das séries, a idade média dos doentes situa-se entre os 30 e os 40 anos. Em várias publicações, a frequência foi mais elevada no sexo masculino.

A apresentação clínica é multifacetada e pouco específica. Varia de acordo com o tamanho do quisto, o seu estádio de desenvolvimento, a sua localização em relação aos orifícios valvulares e ao tecido de condução, e a sua localização no coração direito ou esquerdo.

Podem manifestar-se por dispneia, dor torácica, palpitações, síncope, sinais gerais, sintomas alérgicos ou uma complicação embólica, ou podem ser assintomáticos e descobertos por acaso.

Os quistos que se desenvolvem no coração esquerdo podem ser complicados por embolias sistémicas cerebrais, aórticas, renais, esplénicas ou coronárias, ou nas artérias dos membros inferiores, provocando acidentes isquémicos. Os quistos que se desenvolvem no coração direito podem ser complicados por embolia pulmonar.

A principal vantagem destes sinais polimorfos é o facto de solicitarem a realização de uma ecografia cardíaca que, na maioria das vezes, estabelecerá o diagnóstico. Assim, o ETT é mais frequentemente utilizado para estabelecer um diagnóstico positivo, para especificar o tamanho e o aspeto do quisto, e o impacto hemodinâmico de modo a orientar a abordagem terapêutica. O ETE pode ser utilizado para visualizar pequenos quistos que não podem ser vistos no ETT, e para estudar melhor o estado das válvulas e a extensão das fugas valvulares.

A principal vantagem da TC é o facto de poder ser utilizada para avaliar a extensão a estruturas adjacentes através da aquisição toraco-abdominal em busca de localizações multi-viscerais.

A RM também pode ser utilizada para avaliar a extensão mediastínica e procurar outras localizações no fígado, baço e rins.

A serologia da hidátide é sempre necessária, tanto para fins de diagnóstico como pós-terapêuticos, para avaliar a eficácia do tratamento. Os testes mais sensíveis são o ELISA e a imunofluorescência indireta. A imunoeletroforese é o teste mais específico.

A rutura, o choque anafilático, a obstrução valvular, a compressão das artérias coronárias, a embolização, as perturbações do ritmo e da condução e a superinfeção são complicações possíveis durante a evolução natural da hidatidose cardiopericárdica. Estas podem ser fatais.

A gravidade destas complicações obriga a que, uma vez confirmado o diagnóstico, seja necessário um tratamento terapêutico rápido, baseado essencialmente na remoção cirúrgica do quisto. O tratamento médico é um adjuvante da cirurgia.

O objetivo da cirurgia é conseguir a ressecção completa do quisto, uma boa reparação do defeito parietal resultante e uma boa exploração do coração em busca de outra localização, minimizando o risco de disseminação do parasita no intra-operatório. A abordagem clássica utilizada é a esternotomia mediana.

O prognóstico a curto prazo destas operações é bom, com uma taxa de mortalidade entre 0,1 e 0,25, de acordo com a literatura. O prognóstico a longo prazo é dominado pelo risco de recorrência da hidátide. A ecografia regular e o controlo serológico são, por conseguinte, essenciais.

A erradicação da hidatidose nos países endémicos exige uma prevenção individual e colectiva eficaz. Qualquer programa de profilaxia deve ter por objetivo interromper o ciclo biológico natural do *Echinococcus granulosus, que* se desenvolve em cães e ovinos, ou, pelo menos, interromper o seu acesso aos seres humanos.

A educação sanitária é uma das componentes fundamentais de qualquer ação de luta contra a hidatidose. Trata-se de informar a população de risco, nomeadamente a população rural, sobre os quistos hidáticos, a sua gravidade, o ciclo de transmissão e as medidas de prevenção e de controlo que os indivíduos e as famílias devem tomar para evitar a infestação.

A nível individual, as medidas gerais de higiene são uma parte importante da prevenção:

- Higiene pessoal, especialmente higiene das mãos antes de preparar e comer alimentos, e lavagem cuidadosa de frutas e legumes.
- Lavagem cuidadosa dos alimentos crus que possam ter sido contaminados por excrementos de cães.
- Evitar a promiscuidade entre o homem e os cães susceptíveis de serem parasitados.

Bibliografia :

1. Orhan G, Ozay B, Tartan Z, Kurc E, Ketenci B, Sargin M et al. *Cirurgia de quisto hidático cardíaco: trinta e nove anos de experiência.* Anais de cardiologia e angiologia 2008: 57; 58-61.

2. Chaouachi B, Ben Salah S, Lakhoua R, Hammou A, Gharbi H.A, Saied H. *Quistos hidáticos em crianças: aspectos diagnósticos e terapêuticos: cerca de 1195 casos.* Annales de pédiatrie 1989: 36; 441-9.

3. Oudni Mrad M, Mrad S, Gorcii M, Mekki M, Belguith M, Harrabi I et al. *Equinococose hidática em crianças na Tunísia: Fertilidade e localização dos quistos.* Bull Soc Pathol Exot 2007: 100; 1: 10-13.

4. Elkarimia S, Ouldelgadiab N, Gacema H, Zouizrab Z, Boumzebrab D, Blelaabidiac B, Elhattaouia M. *Tamponnade revelando um cisto hidático intrapericárdico: um relato de caso.* Anais de Cardiologia e Aneiologia 63 (2014) 267-270.

5. P, Aubry. *Hidatidose-Echinococose-Cisto hidático* - Medicina tropical 2003.

6. Sakhri J, Ben Ali A. *Hydatid cyst of the liver.* J Chir 2004 : 141 ; 381-9.

7. Brechignac X, Durieu I, Perinetti M, Geriniere C, Richalet D. *Hydatid cyst of the heart.* La presse médicale, abril de 1997, n°26, 663-665.

8. Pasaoglu I, Dogan R, Hazan E, Oram A, Bozer AY. *Cisto hidático do ventrículo direito causando embolia pulmonar recorrente.* Eur J Cardiothorac Surg. 1992;6:161-163.

9. Amrani M, Zouaidia F, Belabbas MA. *Hidatidose: algumas localizações invulgares.* Médecine Tropicale 2000, 60, 271-273.

10. Tellez G, Nojek C, Juffe A, Rufilanchas J, O'Connor F, Figuera D. *Cardiac echinococcosis: report of 3 cases and review of the literature.* Ann Thorac Surg 1976; 21: 425-30.

11. Artucio H, Reglia JL, Di Bello R, et al. *Cisto hidático do septo interventricular do coração com rutura para o ventrículo direito: primeiro caso na literatura mundial diagnosticado e operado com sucesso com cirurgia cardíaca aberta.* J Thorac Cardiovasc S.

12. Mehmet Kaplan, Murat Demirtas, Serdar Cimen e Azmi Ozler. *Cardiac hydatid cysts with intracavitary expansion.* Ann Thorac Surg 2001; 71: 1587-90.

13. Byard R.W, Bourne A.J. *Cardiac echinococcosis with fatal intracerebral embolism.* Arch Dis Child 1991: 66; 155-6.

14. Budke C, Deplazes P, Torgerson P.R. *Global socioeconomic impact of cystic echinococcosis.* Emerg Infect Dis 2006: 12; 296-303.

15. Athanassiadi K, Kalavrouziotis G, Loutsidis A, Bellenis I, Exarchos N. *Surgical treatment of echinococcosis by a transthoracic approach: a* *review of 85 cases.* Revista Europeia de Cirurgia Cardio-Torácica 1998: 14; 134-40.

16. Lagardère B, Chevallier B, Cheriet R. *Hydatid cyst in children.* EMC éditions techniques, Pédiatrie 1995: 4; 350- B-10.

17. P, Aubry. ***Hidatidose ou quisto hidático: Atualidade 2009.*** Tropical **Medicine** 2009.

18. M.K, Chahed. *Surgical incidence of hydatid cyst in Tunisia: Results of the 221-2005 survey and evolutionary trend between 1977-200.* Archives de l'institut Pasteur de Tunis 2010.

19. Kosecik M, Karaoglanoglu M, Yamak B. *Pericardial hydatid cyst presenting with cardiac tamponade.* Can J Cardiol 2006: 22; 145-7.

20. Yaliniz H, Tokcan A, Salih OK, Ulus T. *Tratamento cirúrgico da hidatidose cardíaca: relato de 7 casos.* Tex Heart Inst J 2006; 33: 333-9.

21. Minetto E, Prinotti C, Purini T. *Morte súbita devido a equinococose primária do septo interatrial. Interesse clínico e médico-legal.* Minerva Medicolegale 1964; 84: 189-94.

22. Cevirme D, Yerebalkan C, Bayrakatar S, Sunar H. *Cardiac hydatid cyst of the interatrial septum .* Wien Med Wochenschr 2009; 159: 17-8.

23. Tuncer E, Tas SG, Mataraci I et al. *Tratamento cirúrgico da doença hidática cardíaca em 13 pacientes.* Tex Heart Inst J 2010; 37: 189-93.

24. Nazim Kankilic; Mehmet Salih Aydin, Tansel Günendi, Mustafa Göz. Unusual Hydatid Cysts: Cardiac and Pelvic-Ilio-femoral Hydatid Cyst Case Reports and Literature Review. Braz J Cardiovasc Surg 2020;35(4):565-72.

25. Elhattaoui M, Charei N, Bennis A, Tahiri A, Chraibi N. *Hydatid cyst of the heart, about 10 cases.* Archive des maladies du cœur, 2006, n°99, 19-25.

26. Tetik O, Yetkin U, Yazıcı M, Tulukoglu E, Gurbuz A. A *case with giant hydatid cyst located in right ventricle wall.* Turkish J Thorac Cardiovasc Surg. 2004; 12: 265-267.

27. Yuksel Besir, Arif Gucu, Suleyman Surer, Orhan Rodoplu, Mehmet Melek, Omer Tetik. *Cisto hidático cardíaco gigante no septo interventricular com protrusão para o epicárdio do ventrículo direito.* Indian heart journal 6 5 (2 0 1 3) 8 1-8 3.

28. Jerbi S, Romdhani N, Tarmiz A, Kortas C, Mlika S, Khelil N et al. *Emboligenic hydatid cyst of the right heart.* Ann Cardiol Angéiol 2008: 57; 62-5.

29. Chellaoui M, Bouhouch R, Akjouj M, Chat L, Alami D. *Pericardial hydatidosis: about 3 observations.* Journal de Radiologie, 2003, 84, 329-331.

30. Sabah I, Yacin F, Okay T. *Rutura de presumível cisto hidático do septo interventricular diagnosticado por ecocardiografia transesofágica.* Heart, 1998, n°79, 420-421.

31. Sensoz Y, Ozkokelib M, Atesa M, Akcara M. *Cisto hidático do ventrículo direito com necessidade de excisão da válvula tricúspide.* International Journal of Cardiology 101 (2005) 339- 341.

32. Aksakal E, Degirmenci H, Bakirci E M. *Um caso de envolvimento da válvula mitral por doença de cisto hidático.* Jornal Internacional de Cardiologia 140, Suplemento 1 (2010) S1-S93.

33. Thameur H, Abdelmoula S, Chenik S. *Cardio pericardial hydatid cysts.* World Journal Surgery, 2001, 25, 58-67.

34. Grozavu C, Ilias M, Pantile D. *Equinococose multivisceral: conceito, diagnóstico, gestão.* Chirurgia (Bucur) 2014; 109 (6): 758-68.

35. Yunfei Ling, Yongjuan Qian, Wei Meng, Ke Lin. *Causa incomum de dor torácica em uma criança de 13 anos de idade: cisto hidático do ventrículo esquerdo.* Revista Internacional de Cardiologia 174 (2014) 99-100.

36. El Boussaadani B, Regragui H, Bouhdadi H, Wazaren H, Ajhoun I, Laaroussi M, Cherti M. Primary cardiac hydatid cyst presenting with massive pericardial
efusão: um relato de caso. Egypt Heart J. 2020; 72(1): 51.

37. Bouzidi A, Chehab F. *Surgical treatment of bilio-cystic fistulas of hydatid origin: About 83 cases.* J Chir 1997: 134; 114-8.

38. Yilmaz N, Kizilca O, Demircan T, Karadas U, Kir M, Metin K, Ugurlu B, Unal N. *Embolia pulmonar devido a rutura de cisto gigante do átrio direito hidatide em uma criança. .* O Jornal Americano de Cardiologia março 2014 13-16.

39. Oliver J.M, Sotillo J.F, Dominquez F.J, Lopez De Sa E, Calvo L, Salvador A et al. *Two-dimensional echocardiographic features of echinococcosis of the heart and great blood vessels. Implicações clínicas e cirúrgicas.* Circulation 1988: 78; 327-37.

40. Thameur H, Chenik S, Abdelmoulah S, Bey M. *Thoracic localizations of hydatidosis: from 1619 observations.* Revue de Pneumologie Clinique, 2000, n°56, 1-15.

41. Kardaras F, Kardara D, Tselikos D, Tsoukas A, Exadactylos N, Anagnostopoulou M et al. *Fifteen year surveillance of echinococcal heart disease from a referral hospital in Greece.* European heart journal 1996 : 17 ; 1265-70.

42. Msaad S, Fouzi S, Ayedi H, Ayoub A. *Embolia pulmonar de origem hidática: relato de um caso.* Rev Tun Infectiol 2009: 3; 29-32.

43. A, Cheniti. *Resultados a curto e longo prazo do tratamento cirúrgico dos quistos hidáticos cardiopericárdicos: A propos de 19 observações.* Tese de doutoramento em medicina - Sousse 2000.

44. Karadede A, Alyan O, Sucu M, Karahan Z. *Coronary narrowing secondary to compression* by pericardial hydatid cyst. International Journal of Cardiology, 2008, n°123, 204-207.

45. Aissaoui A, Hadj Salem N, Chadly A. *Sudden death due to cardiac hydatidosis.* Journal de médecine légale droit médical 2010: 53; 4.

46. Sinha P.R, Jaipuria N, Avasthey P. *Intracardiac hydatid cyst and sudden death in a child.* International journal of cardiology 1995: 51; 293-5.

47. Ben Hamada K, Maajouk F, Ben Farhaj M. *Eighteen year experience with echinococcosis of the heart: Clinical and echocardiographic features in 14 patients.* Jornal Internacional de Cardiologia, 2003, 91, 145-151.

48. Rekik S, Krichene S, Sahnoun M, Trabelsi I, Kammoun S. *Unusual cause of syncope in a 17 year-old young woman: Left ventricular hydatid cyst.* Revista Internacional de Cardiologia, abril de 2008, 77, 12-14.

49. Jaafari A, Boukhriss B et al. *Fatal hydatid pulmonary embolism: A propos de deux observations.* Annales de cardiologie et d'angéiologie 2009: 58; 125-8.

50. Lahdhili H, Hachicha S, Ziadi M, Thameur H. *Embolia pulmonar aguda devido à rutura de um cisto hidático do ventrículo direito.* European journal of cardiothoracic surgery: 2002: 22; 462-4.

51. Beyrouti M.I, Beyrouti R, Abbes I, Khanat M, Ben Ammar M, Frikha F et al. *Acute rupture of hydatid cyst in the peritoneum: A propos de 17 observations.* La presse médicale 2004: 33; 378-384.

52. Kantarci M, Onbas O, Alper F, Celebi Y, Yigiter M, Okur A:. *Anaphylaxis due to a rupture of hydatid cyst: Imaging findings of a 10-year-old boy.* Radiologia de Emergência 2003: 10: 49-50.

53. Kolsi M, Frikha I, Triki N, Siala I, Ayoub A, Sahnoun Y. *Localização cardíaca da hidatidose multifocal: relato de um caso.* Archive des Maladies du Cœur, 2005, n°98, 75-77.

54. EL Kouby A, Vaillant A, Gomet B. *L'Hydatidose Cardiaque: à propos de 15 cas.* Annales de Cardiologie et d'angéiologie, 1990, n°44, 603-610.

55. Hassine E, Kraoua S, Marniche K, Bousnina S, Lefi A. *Dead and calcified hydatid cyst of the right ventricle: limitation of imaging.* Presse Médicale, 2003, n°32, 1802-4.

56. Porte J, Touboul P, Delahaye JP, Cavallaro J, Clermont A. *Recurrent ventricular tachycardia due to hydatic cyst of the heart.* Archive des Maladies du Cœur et des Vaisseaux, 1975, 68, 893-898.

57. **Fertin M, Mouquet F, Lallemant R, Gaxotte V.** *Diagnosis Imaging and treatment of unusual cardiac hydatid cyst.* Cardiovascular Pathology, 2006, 15, 356-358.

58. **Oueslati S, Saïd W, Saaidi I, Djebbi M, Charrada L, Rezgui L, Menif N, Châabane M.** *Imaging of hydatid cyst of the heart: About 8 observations.* Presse Med. 2006; 35: 1162-6.

59. **Fortia E, Bendaoud M, Maghur H.** *Cisto hidático cardíaco intracavitário e os critérios de canto da parede.* European Journal Ultrasound, 1998, 8, 115-117.

60. **Rouetbi N, Saad R, Maatallah A, Mzoughi R.** *L'Hypertension Artérielle Pulmonaire post hydatique : à propos d'une observation.* Revues des Maladies Respiratoires, janeiro de 2006, 23, 44-45.

61. **Ceviz M, Becit N, Kocak H.** *Infected cardiac hydatid cyst.* Heart, 2001, 86, e13.

62. **Sinci V, Ozdogan M.E, Tunaoglu FS, Kula S.** *Hydatid disease and massive cardiac involvement.* Annals of Thoracic and Cardiovascular Surgery, outubro de 1999, n° 5, 336-339.

63. **Hakan M, et al.** *Cisto Hidatiforme Cardíaco Localizado no Septo Interventricular.* Annals Thorac Surgery, 2002, 74, 21-24.

64. **Mrad Dali K, Tlili K, Ly M, Romdhani N, Bakir D, Gharbi H et al.** *Radio-clinical profile of cardio-pericardial hydatid cyst: about 17 cases.* Ann Cardiol Angéiol. 2000; 49: 414-22.

65. **Jouhadi Z, Ailal F, Dreoua N, et al.** *Cisto hidático cardíaco. Duas observações em crianças.* Presse Med 2004; 33: 1260-3.

66. **Baque J, Huart V, Pierrot JM.** *Hydatid cyst of the interventricular septum of the heart: appearance on multi-slice CT and MRI.* Journal de Radiologie, 2003, 84, 614-616.

67. **Celik T, et al.** *Intracavitary left ventricular hydatid cysts.* International Journal of Cardiology, 2006, 111, 155-157.

68. **Vanjak D, Moutaoufik M, Leroy O, Beuscart C, Billiau V, Chidiac C et al.** *Cardiac hydatidosis: contribution of magnetic resonance imaging: a case report.* Arch Mal Coeur. 1990; 83: 1739-42.

69. **Dursun M, Terzibasioglu E, Yilmaz R, et al.** *Cardiac hydatid disease: CT and MRI findings.* AJR Am J Roentgenol Jan 2008; 190 (1):226-32.

70. **Bonardi M, Dellabianca C, Della Valle V, Valentini A, Raineri C, Dore R.** *Cisto hidático do septo interventricular cardíaco.* Revista Internacional de Cardiologia 158 (2012) 45-46.

71. **Oncel D et al.** *A Rare Right Atrial Mass: Hydatid Cys.* Jornal Europeu de Radiologia Extra, 2007, 61, 87-90.

72. **Athanassiadi K, Kalavrouziotis G, Loutsidis A, Bellenis I, Exarchos N.** *Tratamento cirúrgico da equinococose por uma abordagem*

transtorácica: uma revisão de 85 casos. Revista Europeia de Cirurgia Cardio-Torácica 1998: 14; 134-40.

73. Mohammad Abbasi MD, Horak Poorzand MD, Nahid Zirak MD, Hamid Hosinikhah MD Dor no peito devido à compressão. *Efeito do Cisto Hidatiforme na ADA: Apresentação Rara de Cisto Hidatiforme no Coração.* Iranian Heart Journal 2011; 12 (3): 47-50.

74. Bouree P, Lancon A. *Diagnosis of blood hypereosinophilia.* Revue Française des Laboratoires, abril de 2000, 321, 67-71.

75. Salehi M, Soleimani A, et al. *Equinococose cardíaca com sorologias negativas: relato de dois casos.* Heart Lung and Circulation, 2007, 566, 1-3.

76. DA., Vuitton. *Equinococose e alergia.* Clin Rev Allergy Immunol 2004; 26: 93-104.

77. Wellinghausen N, Jo¨chle W, Reuter S, Flegel WA, Gru¨nert A, Kern P. Zinc *status in patients with alveolar echinococcosis is related to disease progression.* Parasite Immunol 1999; 21: 237-241.

78. C, Moulinier. *Parasitology and Medical Mycology: Elements of Morphology and Biology (Parasitologia e Micologia Médica: Elementos de Morfologia e Biologia).* Editions Médicales Lavoisier, 2003, Capítulo 8: Cestodes, 417-418.

79. Brostein J.A, Klotz F. *Cestodes Larvaires, Encyclopédie Médicochirurgicale.* Maladies Infectieuses. Elsevier, 2005, Capítulo 2, 59-83.

80. Yuksel M, Kir A, Ercan S, Fevzi B.H, Baaysungur V. *Correlation between sizes and intracystic pressures of hydatid cysts.* European journal of cardio-thoracic surgery 1997: 12; 903-6.

81. Sarkis A, Ashoush R, Alawi A, Haddad A, Jebara V, Checrallah E. *Hydatid cyst of the heart simulating coronary ischaemia.* Ann Cardiol Angéiol 2001: 50; 206-10.

82. Chadly A, Krimi S, Mghirbi T. *Cardiac hydatid cyst rupture as cause of death.* Am J of Forsenic medicine and pathology 2004: 25; 262-4.

83. Di Bello R and al. *Intracardiac rupture of hydatid cyst of the heart.* Circulation, 1963, 27, 366-74.

84. Birincioglu C, Bardakci H, Kucuker S. *A Clinical Cardiac and Pericardiac Echinococcosis.* Annals Thoracic Surgery, 1999, 68, 1290-1294.

85. Uysalel A, Yazicioglu L, Aral A, Akalin H. *A Multi-vesicular Cardiac Hydatid Cyst with Hepatic Involvement.* European Journal of Cardio-thoracic Surgery, 1998, 14, 335-337.

86. Erdogmus B, Yazici B, Ackan Y, Ozdere B.A, Korkmaz U, Alcelic A. Latent *fatality due to hydatid cyst rupture after a severe tough episode.* Tohoku J Exp Med 2005: 205; 293-6.

87. **Maghraoui O.** *Hydatid pulmonary embolism: clinical, radiological, therapeutic and evolutionary aspects.* Tese de doutoramento em medicina-Tunis 2002.

88. **Ertugrul Mavili, Ali Baykan, Sadettin Sezer, Nazmi Narin.** *A rare cause of pulmonary hypertension: cyst hydatid embolism.* Jornal Internacional de Cardiologia 140, Suplemento 1 (2010) S67.

89. **Béji M, Louzir B, El Mekki F, Jouini S, Mahaouachi R, Daghfous J.** *Chronic post-hydatic pulmonary heart disease.* Rev Mal Resp 1997: 14; 129-31.

90. **Lanzoni AM, Barrios V, Moya JL, Epeldegui A, Lelemin D.** *Dynamic left ventricular outflow obruction caused by cardiac echinococcosis.* American Heart Journal, 1992, 124, 1083-1085.

91. **Malamou-Misti V, Pappa L, Vougiouklakis T, Peschos D, Kazakos N, Grekas G et al.** *Sudden death due to an unrecognized cardiac hydatid cyst.* Journal of forsenic sciences 2002: 47 (5); 1062-4.

92. **Ozdemir M, Diker E, Aydogdu S, Goksel S.** *Bloqueio cardíaco completo causado por equinococose cardíaca e tratado com sucesso com albendazol.* Heart, 1997, 77, 84-85.

93. **Zied Ibn Elhadj, Marouane Boukhris, Ikram Kammoun, Afef Ben Halima, Faouzi Addad, Salem Kachboura.** *Cisto hidático cardíaco revelado por taquicardia ventricular.* Journal of the Saudi Heart AssociationVolume 26, Edição 1, janeiro de 2014, Páginas 47-50.

94. **Sakarya ME, Etlik O, Sakarya N, et al.** *MR findings in cardiac hydatid cyst.* Clin Imaging May-Jun 2002; 26 (3): 170-2.

95. **Jeroen Walpot, M.D. Bharati Shivalkar, M.D., Ph.D, W. Hans Pasteuning, M.D.e Raymond Hokken, M.D,.** *Endocardite Infecciosa por Staphylococcus aureus mimetizando um Cisto Hidatiforme.* ECOCARDIOGRAFIA - AGOSTO DE 2010.

96. **Mehmet Fatih, Ozlu MD, Firat MD, Omac Tufekcioglu.** *Trombo de cisto apical de ventrículo esquerdo imitando um cisto hidático.* Can J cardiol vol 25 no 7 2009.

97. **Tetik O, Yılık L, Emrecan B, Ozbek C, Gu¨ rbu¨ z A.** *Giant hydatid cyst in the interventricular septum of a pregnant woman.* Tex Heart Inst J. 2002; 29: 333-335.

98. **Struillou L, Rabaud C, Bischoff N, Preiss M, May T.** *Complications of cardiac hydatid cyst.* La Presse Médicale, Sept, 1997, n°25, 1192-1194.

99. **Cornil A, et al.** *Albendazole: useful as adjuvant treatment for echinococcosis.* Revue Prescrire, 2000, 207, 416-419.

100. **Koubâa M, Lahiani D, Abid L, Mâaloul I, Ben Kahla S, Bradii M, Marrakchi Ch, Hammami B, Mnif Z, Mnif J, Kammoun S, Ben Jemâa M.** *Pode o albendazol ser o único tratamento para a equinococose cardíaca*

com envolvimento de múltiplos órgãos? International Journal of Card 2012;161 :58-60.

101. Jougon J, Delcambre F, Velly JF. *Anterior surgical approaches to the thorax.* EMC Techniques chirurgicales Thorax 2004: 42-210.

102. Filsoufi F, Fuzellier JF, Fabiani JN. *Surgery for acquired lesions of the mitral valve I.* EMC Techniques chirurgicales Thorax 1998: 42-530.

103. Noirclerc M, Chauvin G, Fuentes P, Giudicelli R, Le Treut P, Perelman M. *Les thoracotomies* . EMC Techniques chirurgicales Thorax 1986: [42-205].

104. Casselman FP, Slycke CV, Dom H, Lambrechts DL, Vermeulen Y, Vanermen H. *Endoscopic mitral valve repair: feasible, reproducible and durable.* J Thorac Surg 2003; 125: 273-82.

105. Alexandre F., Fabiani J.-N. *Extracorporeal circulation* . EMC (Elsevier Masson SAS, Paris) Techniques chirurgicales - Thorax, 2007; 42-513.

106. W. D. Boyd, N. D. Desai, D. F. D. Rizzo, R. J. Novick, F. N. McKenzie, e A. H. Menkis. *"A cirurgia sem circulação extracorpórea diminui as complicações pós-operatórias e a utilização de recursos em idosos".* Annals of Thoracic Surgery, volume 68, páginas 1490-1493, 1999.

107. D. Van Dijk, E. Jansen, e R. e. a. Hijman. *"Cognitive outcome after off pump and on-pump coronary artery bypass graft surgery. ".* Journal of the American Medical Association, volume 287, no 11, páginas 1405-1412, 2002.

108. Birincioglu CL, Tarcan O, Bardakci H, Saritas A, Tasdemir O. *Técnica sem circulação extracorpórea para o tratamento da equinococose miocárdica ventricular.* Ann Thorac Surg 2003; 75 (4): 1232-7.

109. Chauvaud S. *Cirurgia para lesões adquiridas da válvula tricúspide.* EMC Techniques chirurgicales-Thorax, 2002; 42-540: 8p.

110. Hicham El Malki, Hicham Benyoussef, Jaafar Rhissassi, Chakib Benlafqih, Abderrahmane Bakkali, Rochde Sayah, Mohamed Laaroussi. *Hidatidose do infundíbulo pulmonar: uma etiologia excecional de obstrução à ejeção do ventrículo direito A propósito de dois casos operados.* cirurgia torácica e cardiovascular - 2014; 18 (1).

111. Chauvaud S. *Cirurgia para lesões adquiridas da válvula mitral: informações gerais.* EMC Techniques Chirurgicales Thorax 2011: 42-530.

112. Atakan Atalay, Orhan Kemal Salih, Suat Gezerb, Ugur Göcena, Hafize Yaliniz, Vecih Keklik e Yasin Güzel. *Cisto hidático simultâneo do coração e do pulmão bilateral operado em uma única sessão.* Coração, Pulmão e Circulação 2013; 22: 682-684.

113. Maazouzi W, Bennis A. *Hydatid cyst of the heart: from imaging to scalping.* Dar Nachr Almaarrifa, 2001, n°1309.

114 **Canpolat U, Yorgun H, Sunman H, Aytemir K.** *Cisto hidático cardíaco mimetizando aneurisma de ventrículo esquerdo e diagnosticado por ressonância magnética.* Turk Kardiyol Dern Ars. 2011; 39(1): 47-51.

115. **Kammoun S, Frikha I, Fourati K.** *Hydatid cyst of the heart located in the interventricular septum.* Canadian Journal of Cardiology 2000, 56, 41-44.

116. **Apaydin, A.Z, Oguz, E, Ayik, F, Nalbantgil, S, Ceylan, N.** *Hydatid cyst confined to the papillary muscle: A very rare cause of mitral regurgitation.* Texas Heart Institute Journal Volume 36, Edição 6, 2009, Páginas 598-600.

117. **Pasaoglu I, Dogan R, Pasaoglu E, Tokgozoglu L.** *Surgicaltreatment of giant hydatid cyst of the left ventricle and diagnostic value of magnetic resonance imaging .* CardiovascSurg 1994; 2:114- 6.

118. **Sirlak M, Ozcinara E, Tuncay Erena N, Eryılmaza S, Uysalela A, Ennelia D, Ozyurdaa U.** *Cistectomia hidatiforme múltipla do coração necessitando de anastomose LIMA para LAD em um paciente jovem.* Cardiovascular Pathology 18 (2009) 53-56.

119. **Achilleas G. Lioulias, Médico John N. Kokotsakis, Médico Christophoros N. Foroulis, Médico Elian T. Skouteli, Médico.** *Cistos Hidatiformes Cardíacos Múltiplos Consistência dos Achados Ecocardiográficos e Cirúrgicos.*

120 **Akar R, Eryilmaz S, Yazicioglu L, Eren NT, Durdu S, et al.** *Surgery for cardiac hydatid disease: an An Anatolian experience.* Anadolu Kardiyol Derg 3: 238-44.

121. **Ottino G, Villani M, De Paulis R, Trucco G, Viara A.** *Restabelecimento da condução atrioventricular após remoção cirúrgica de um cisto hidático do septo interventricular.* Journal Thorac Cardiovascular Surgery, 1987, 93, 144-147.

122. **C. Levent Birincioglu, MD, Hasmet Bardakci, MD, Seref A. Kucuker.** *A Clinical Dilemma: Cardiac and Pericardiac Echinococcosis .* Ann Thorac Surg 1999; 68:1290-4.

123. **Eylem Tuncer, Serpil Gezer, Ilker Mataraci, Altug Tuncer, Arzu Antal Donmez, Mehmet Aksut, Cevat Yakut.** *Tratamento Cirúrgico da Doença de Hidatides Cardíacas em 13 Pacientes.* Tex Heart Inst J. 2010; 37: 189-193.

124 **Murat V, Qian Z, Guo S, Qiao J.** *Echinococcosis cardíaca e pericárdica: relato de 15 casos.* Asian Cardiovasc Thorac Ann 15: 278-9.

125. **Jerbi S, Kortas C, Dammak S, Hamida N, Aly F, et al. (l.** *Cardiopericardial hydatid cyst. Reportof 19 cases.* 2004 Tunis med 82 suppl 1 : 152-7.

126. Bouraoui H, Trimeche B, Mahdhaoui A, Majdoub A, Zaaraoui J, et al. *Equinococose do coração: características clínicas e ecocardiográficas em 12 pacientes.* Ata Cardiol 60 :39-41.

127. Kabbani SS, Ramadan A, Kabbani L, Sandouk A, Nabhani F, et al. *surgical experience with caridac echinococcosis.* asian cardiovasc Thoracic ana 15 : 422-6.

128. Tasdemir K, Akcali Y, Gunebakmaz O, Kaya MG, Mavili E, et al. *Surgical approach to the management of cardiovascular echinococcosis.* J card Surg 24 : 28.

129. Molavipour A, Javan H, Moghaddam AA, Dastani M, Abbasi M, et al. *Tratamento médico e cirúrgico combinado de cistos hidáticos intracardíacos em 11 pacientes.* J Card Surg 2010 25 : 143-6.

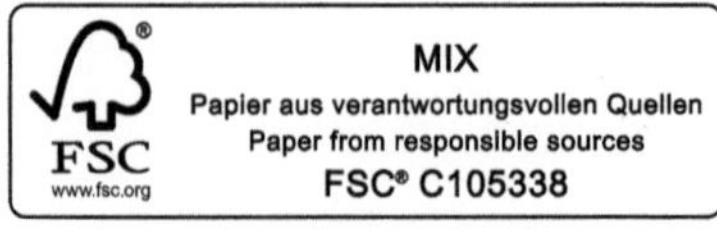

Printed by Books on Demand GmbH, Norderstedt / Germany